Inhalt

Vorwort

Wir leben in einer aufgeschlossenen Welt. In einer Welt, in der, Gott sei Dank, zunehmend auch Behinderte nicht mehr ausgegrenzt werden. In einer Welt, in der es fast keine Tabus mehr gibt. Nacktes prangt an jeder Litfaßsäule. Das „schlimme Wort mit f..." ist im Fernsehen nun auch schon vor den 8-Uhr-Nachrichten zu hören. Aber ein Tabu gibt es noch immer - ein ganz und gar unnötiges und oft belastendes: das Thema **Mundgeruch**.

Warum fällt es den Menschen so schwer, unbefangen über dieses Thema zu sprechen ? Weil es die Menschen ekelt ? Weil sie nicht taktlos sein wollen ? Nein, keiner spricht darüber, weil es jeden treffen kann. Und weil keiner sicher sein kann, ob es ihn nicht bereits getroffen hat !

Mundgeruch kann jeden und zu jeder Zeit treffen. Das Schlimme daran ist, man selbst merkt es nicht. Schätzungen, Statistiken gibt es nicht, sprechen davon, dass 25-40% aller Menschen irgendwann in ihrem Leben chronischen Mundgeruch haben.

Mundgeruch ist ein viel unterschätztes „Krankheitsbild". Oh ja, es ist eine Krankheit, eine Krankheit die Menschen sogar in den Selbstmord treiben kann ! Mediziner würden von einem Syndrom sprechen. Aber das „Syndrom Mundgeruch" gibt es in der Medizinersprache nicht. Aus der Sicht vieler Ärzte ist Mundgeruch eine störende Begleiterscheinung von ungepflegten Mündern und Zähnen, der man keine weitere Bedeutung beimessen muß. Mit allen Mitteln versucht die medizinische Forschung das Leben der Menschen zu verlängern. Forschungen auf dem Gebiet von Mundgeruch und Halitose sind lobenswerte Ausnahmen.

Mundgeruch ist aber auch ein gesellschaftliches Problem ! Die Angst vor Mundgeruch verhilft einer ganzen Industrie von Mundwasser- und Gurgelmittelfabrikanten zu Milliardengewinnen. Ich wage gar zu behaupten, dass Mundgeruch unseren Staat Milliarden kostet, Jahr für Jahr.

Die Gründe: Menschen, die unter Mundgeruch leiden, leiden im wahrsten Sinne des Wortes. Nicht selten dreht sich ihr ganzes Denken und Handeln nur noch um dieses eine Thema. Sie ziehen sich zurück. Im Beruf und im Privatleben. Wenn Ihnen ein Mitarbeiter oder ein Bekannter einmal einen Kaugummi oder ein Pfefferminz anbietet, geraten sie unter extremen Stress. Der Stress wiederum verschlimmert den Mundgeruch noch. Ein Teufelskreis beginnt. Menschen, die einem derartigen Leidensdruck ausgeliefert sind, Menschen, die Zwangs-neurosen entwickeln, sind keine Leistungsträger !

Was würden viele Betroffene dafür geben, ein unbefangenes Leben führen zu können. Zu diskutieren, ohne die Hand vor den Mund zu halten, ihren Gegenüber laut anlachen zu können ohne sich ständig abwenden zu müssen. Laßt uns umdenken. Teilen wir unserem Gegenüber mit, dass er Mundgeruch hat. Sagen wir ihm aber auch, was er dagegen tun kann !

Geschichte und Geschichten

Kein anderer Sinn beeinflußt so direkt unsere Emotionen, Zuneigung oder Abneigung, Genuß oder Ekel, wie unser Geruchssinn. Das liegt wohl daran, dass die Geruchsnerven nicht wie die Sehnerven direkt zur Großhirnrinde, sondern in entwicklungsgeschichtlich sehr alte Hirnabschnitte, das sogenannte Riechhirn, ziehen. Zum Riechhirn gehört das Limbische System, das besonders für die emotionale Verarbeitung von Sinnesreizen zuständig ist. Die Sinnesreize des Geruchs werden beim Menschen also auf „niederer" Ebene - wie bei den Tieren - verarbeitet. Aus diesem Grund wurde der Geruchssinn auch bis in dieses Jahrhundert hinein als niederer Sinn betrachtet. Die sehr geringe Zahl von Nervenfasern, die vom Riechhirn zum Großhirn ziehen, erklären auch, warum es uns so schwer fällt, einen Geruch exakt zu beschreiben wie zum Beispiel eine geometrische Figur, einen Gegenstand oder eine Farbe. Eine Geruchsempfindung ist immer emotional gefärbt. Die direkte Beziehung des Geruchssinns zu den Emotionen macht verständlich, warum einem „jemand stinkt" und warum ein übler Geruch bei uns sofort ein Ekelgefühl auslöst. Die Erforschung der Gerüche verdanken wir vor allem den Ärzten. Der arabische Arzt Avicenna war schon im 11. Jahrhundert davon überzeugt, Krankheiten aus den Ausdünstungen der Kranken erkennen zu können. Er roch den Schweiß, den Atem, das Blut der Kranken. Er beroch den Urin und den Stuhl. Im späten Mittelalter glaubte man, dass der Geruch von Schweiß und Atem, von den Lebensgewohnheiten - Ernährung, Arbeit etc. - und dem Zustand der Körpersäfte abhing. Zuviel Samen konnte Körper- und Mundgeruch verursachen. Aus diesem Grund galten die Prostituierten als „die Stinkenden". Ein Mann mit starkem Körpergeruch (und Mundgeruch) galt als besonders männlich. Vom Waschen wurde abgeraten, weil das die Ausstrahlung und die Wirkung auf das weibliche Geschlecht negativ beeinflussen konnte. Bis ins 18. Jahrhundert waren üble Gerüche weit verbreitet und keiner hat sich daran gestört. Erst mit der französischen Revolution hat man auch dem Gestank den Kampf angesagt. Die Ärzte des 18. Jahrhunderts waren überzeugt, dass alle Krankheiten, Pest und Malaria, durch üble Gerüche, Miasmen, ausgelöst und übertragen werden. Und üble Gerüche lauerten überall wo viele Menschen auf engem Raum lebten, vegetierten.

In Hospitälern und Gefängnissen, auf Märkten und auf öffentlichen Latrinen, in den Senkgruben und den oberirdischen Abwasserkanälen der Straßen. Gestank war überall, sogar in den Schlössern der Könige. Der Gestank am Hofe Ludwigs XIV. war sprichwörtlich. Ebenso sprichwörtlich war der Mundgeruch dieses absoluten Herrschers. Die Angst der Mediziner vor den Miasmen ging so weit, dass man glaubte, das Einatmen des letzten Atemzuges eines Sterbenden könnte tödlich sein. Aber nicht nur der Geruch von Fäkalien und Urin verpestete die Städte jener Zeit, auch der Körper- und Mundgeruch der einzelnen Menschen war oft unerträglich. Aus Angst vor den Miasmen arbeitete die aufkeimende Wissenschaft fieberhaft an Gegenmitteln. Chemiker erfanden die ersten Desinfektions- und Bleichmittel. In unserem Jahrhundert sind Gestank und Gerüche in Industrie und im Privatleben so gut wie verbannt. Eine milliardenschwere Chemieindustrie schlägt Profit aus unserer Angst vor unangenehmen Gerüchen und Ausdünstungen. Allerorten werden von der „umsichtigen" Hausfrau Desinfektionsmittel angewandt. Im Bad und in der Küche. Die heutzutage besonders durch die Werbung geprägten Teenager schütten sich mit Mundwasser zu und sparen nicht an Körperdeodorants. Alles, um im Kontakt mit den Mitmenschen und Freunden keine negativen Emotionen zu wecken. Dabei befinden sich Menschen, die Mundgeruch haben, in guter Gesellschaft. Große Männer der Geschichte litten an chronischem Mundgeruch: Ludwig XIV., der Sonnenkönig, und der Preußenkönig Friedrich II.. Vivian Leigh, die Hauptdarstellerin in "Vom Winde verweht", konnte Clark Gable nicht „riechen". Das lag vielleicht auch an dessen schlechtem Atem. Und dennoch mußte sie ihn vor der Kamera küssen. Heute sind von Mundgeruch unverhältnismäßig viele Politiker, Manager, Rechtsanwälte und Lehrer betroffen ! Menschen, die in der Öffentlichkeit und unter ständigem (Termin)Druck und Daueranspannung stehen.

Synonyme für Mundgeruch

Mundgeruch, schlechter Atem, Halitosis, Foetor ex ore
oder in Englisch
bad breath, oral malodor, halitosis, fetor ex ore

Ziel dieses Buches

In diesem Buch möchte ich nicht nur die Erkrankungen beschreiben, die chronischen Mundgeruch verursachen können, sondern ich möchte den Betroffenen ein *tieferes* Verständnis für die Zusammenhänge von Erkrankung (= Ursache) und Mundgeruch (= Wirkung) vermitteln.

Dies soll Ihnen, lieber Leser, dabei helfen, Ihr Verhalten, Ihre Ernährung und vielleicht auch Ihren ganzen Lebensstil zu ändern, um den Leidensdruck, den das Symptom Mundgeruch verursacht, endlich abzuschütteln.

Selbsttests

Es gibt verschiedene Methoden, den eigenen Mundgeruch zu testen. Da sich unser Geruchssinn aber sehr schnell an Gerüche - eigene *und* fremde - anpaßt (s. Adaptation), müssen wir einen Trick benutzen, um unsere eigenen Ausdünstungen - zumindest in der Qualität - riechen zu können:

Wir lassen unseren Speichel, indem auch viele Atemgase gelöst sind, ein wenig antrocknen. Die Feuchtigkeit wirkt wie ein Schutzmantel für die Geruchsmoleküle. Mit der Verdunstung nimmt die Feuchtigkeit ab, die Konzentration der im Restspeichel gelösten Geruchsmoleküle nimmt zu, bis sie schließlich alle verdunsten, an die Luft abgegeben werden.

1. Methode: Hand-vor-den-Mund-Test

Die Hand vor den Mund zu halten, macht nur Sinn, wenn der Mund-Nasen-Rachenraum nicht schon lange mit dem „Duft" angefüllt ist. Wenn also ein Bier den Atem negativ verändert, könnten wir das unmittelbar nach dem Trinken für kurze Zeit riechen.

2. Methode: Handgelenk-Leck-Test

Wir reinigen das Handgelenk mit Wasser, trocknen es und reiben das Handgelenk anschließend über die herausgestreckte Zunge. Dabei das Handgelenk möglichst weit hinten über den Zungenrücken ziehen. Lassen Sie die feuchte Haut 30 Sekunden trocknen und riechen dann am Handgelenk.

3.Methode: Wattestäbchen - oder Plastiklöffel-Test

Sie nehmen ein Wattestäbchen und wälzen es unter leichtem Druck über den hinteren Zungenrücken. 30 Sekunden trocknen lassen und riechen. Oder nehmen Sie eine Probe des Zungenbelags mit einem Plastiklöffel (bitte kein Metallöffel benutzen!) und riechen nach 30 Sekunden daran.

4. Methode: Speicheltest

Spucken Sie 2-3 ml Speichel in ein kleines Weinprobierglas, decken das Glas 3-5 Minuten mit einem Glasdeckel ab und riechen dann in das Glas hinein.

5. Methode: Zahnseide-Test

Reinigen Sie die Backenzähne mit Zahnseide und riechen Sie an der Zahnseide. Eine übelriechende Zahnseide läßt auf Mundgeruch schließen. Riecht die Zahnseide auch beim Fädeln an den Frontzähnen unangenehm, ist mit Sicherheit auch Mundgeruch vorhanden.

Elektronische Atem-Tester

Die japanische Firma Tanita vertreibt seit 2001 unter dem Namen *FreshKiss* auch in Deutschland einen kleinen elektronischen Mundgeruchtester (ca. € 45,-). Das Gerät reagiert wie der Halimeter nur auf flüchtige Schwefelverbindungen. Das Gerät hat den Nachteil, dass man die Sensoren nur leicht anhauchen, nicht aber ansprechen darf. Spricht man in die Sensoröffnungen, reagiert der Sensor mit sehr hohen Werten, auch wenn kein Mundgeruch vorhanden ist (wahrscheinlich verwirrt der Schall den Sensor). Umgekehrt zeigt das Gerät in den vielen Fällen, wo Mundgeruch erst beim Sprechen wahrnehmbar wird, beim bloßen Anhauchen des Gerätes keinen Mundgeruch an.

Eine Vertrauensperson - die beste Methode

Die verläßlichste Methode etwas über den eigenen Mundgeruch zu erfahren ist den Partner, Familienangehörige oder Freunde zu befragen. Ist die anfängliche Scheu vor dem Thema erst einmal überwunden, wird Mundgeruch wie jede andere „Erkrankung" auch zum normalen Gesprächsthema. Schließlich spricht man in der Familie oder unter Freunden auch mal über Fußpilz oder Hämorrhiden. Und schließlich kann Mundgeruch ja wirklich jeden treffen !

Woher kommt nun Ihr Mundgeruch ? Um das herauszufinden, sollten Sie unbedingt ein Mundgeruch-Tagebuch führen.

Mundgeruch-Tagebuch

Ein Mundgeruch-Tagebuch macht nur Sinn, wenn Sie eine Vertrauens-person haben, die Ihren Mundgeruch zu verschiedenen Zeiten auch beurteilen kann und will. Scheuen Sie sich nicht, Ihren Partner oder Freunde zu fragen. Diese werden *auch* froh sein, wenn Sie der Ursache Ihres Problems auf den Grund gehen, um es dann zu beseitigen. Führen Sie das Mundgeruch Tagebuch mindestens 14 Tage lang. Testen Sie verschiedene Speisen und Getränke aus. Lassen Sie gezielt eiweißhaltige Speisen, Fette oder Süßigkeiten weg. Testen Sie auch Ihre Getränke ! Variieren Sie mit den Essenszeiten. Verzichten Sie auf das späte Abendessen etc. .

Mundgeruch-Skala 1-3 (Beurteilung in 20 cm Entfernung Mund - Nase) (0= kein Mundgeruch; 1= gerade wahrnehmbarer Mundgeruch; 2 = deutlich wahrnehmbarer Mundgeruch; 3= strenger Mundgeruch)

Ihr Mundgeruch-Tagebuch könnte dann so aussehen (Beispiel)

Datun	Uhrzei	gegessen	getrunken	Psyche	Arbeit/Sex	Skala
31.01	06^{00}				aufgestanden	3
	07^{00}		Wasser		Jogging	2
	08^{00}	Hafer-Müsli	O-Saft	entspannt		1
	09^{00}					
	10^{00}					
	11^{00}					
	12^{00}					
	13^{00}	Steak,Salat	Bier	Ärger		3
	14^{00}					
	15^{00}					
	16^{00}		Kaffee	Stress		3
	17^{00}					
	18^{00}					
	19^{00}	Käsebrot+Ei	Rotwein	müde		2
	20^{00}					
	21^{00}	Süßigkeiten				2
	22^{00}					
	23^{00}					
	24^{00}					

Geruch und Geschmack

Ein kurzer Ausflug in die Physiologie des Riechens soll verständlich machen, wie unser Geruchssinn funktioniert.

Geruchssinn

Beim Menschen befinden sich auf jeder Nasenseite am oberen Nasendach kleine Schleimhautbezirke mit darin eingebetteten Riechzellen. Die einge-atmete Luft umstreift die oberen Nasenmuscheln. Dabei wirbelt die Luft um das Hinterende der Nasenmuscheln und strömt dadurch *immer von hinten* an der Riechschleimhaut vorbei.

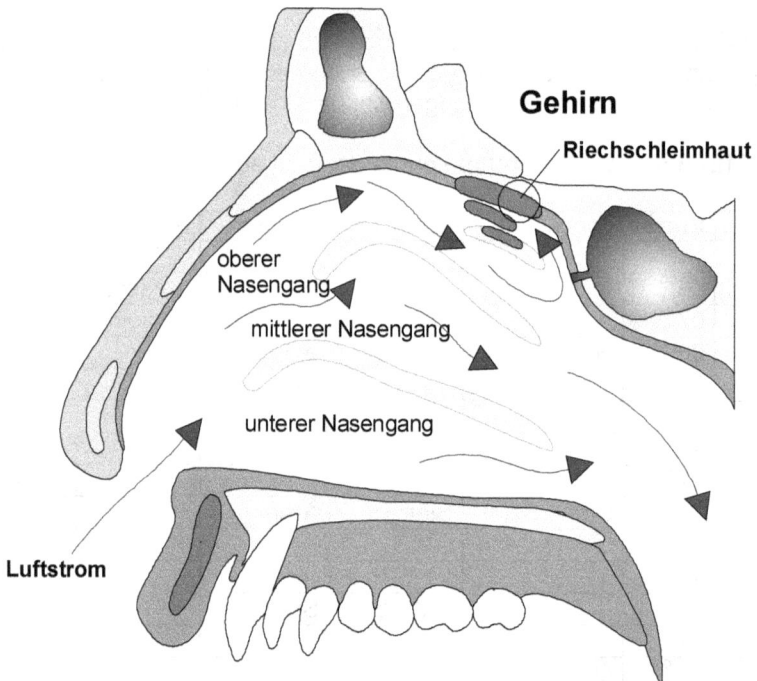

Innere Nase und Riechschleimhaut

Die Riechzellen werden umgeben von Stützzellen und Schleimdrüsen. An ihrer Oberfläche haben die Riechzellen winzige Fortsätze, Zilien oder Geißeln, die in einen Schleimfilm hineinragen.

Dieser, von benachbarten Drüsenzellen gebildete, dünnflüssige Schleim hat die Aufgabe, die Riechschleimhaut sauber zu halten. Staub und alte Geruchsmoleküle werden von ihm weggespült. An ihrem anderen Ende besitzen die Riechzellen Nervenfortsätze, Neurone. Die Nervenfortsätze vieler einzelner Riechzellen verlaufen in Bündeln durch das knöcherne Nasendach direkt in das Gehirn. An der Durchtrittsstelle der etwa 50 Nervenfaserbündel ist der Knochen durchlöchert wie ein feines Sieb. Dieser Bereich heißt deshalb auch Siebbein. Im vorderen Gehirn werden die Nervenfasern weiter gebündelt und ziehen dann weiter zu zentralen Hirnanteilen.

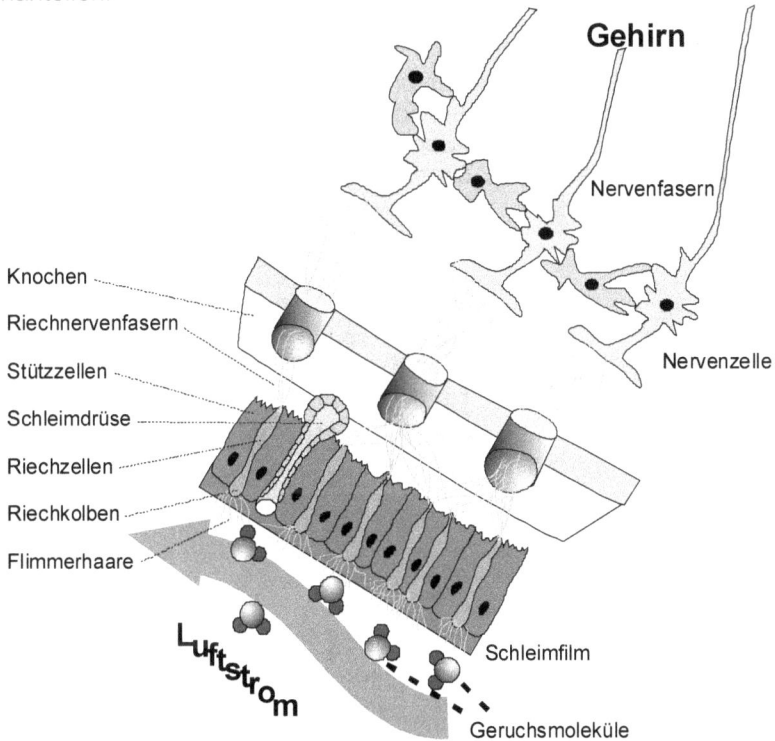

Gehirn

Nervenfasern

Knochen

Riechnervenfasern

Stützzellen

Nervenzelle

Schleimdrüse

Riechzellen

Riechkolben

Flimmerhaare

Luftstrom

Schleimfilm

Geruchsmoleküle

Fortleitung von Geruchsreizen

Die Außenhülle von Zellen nennt man Zellmembran. In die Zellmembran der Zilien, dieser fingerförmigen Fortsätze der Riechzellen, sind Eiweiß-moleküle (= Proteine) eingebettet. Einige dieser Proteine bilden durch ihre ringförmige Anordnung winzige Öffnungen in der Zellmembran, Poren.

Diese Poren können von den umgebenden Eiweißmolekülen geöffnet oder geschlossen werden. So können durch diese Poren Ionen, positiv oder negativ geladene Atome, oder kleinste Moleküle, hindurch strömen. Andere Eiweißmoleküle in der Zellmembran haben die Fähigkeit, solche Ionen aktiv in die Zelle oder aus der Zelle heraus zu befördern, sie wirken wie Miniaturpumpen. Man nennt sie Ionenpumpen. Wieder andere Proteine ziehen Geruchsmoleküle, welche an der Schleimhautvorbei strömen, an wie kleine Magnete. Diese „Molekülfänger" nennt man Rezeptoren. Man kann sich das „Fangen" von Geruchsmolekülen wie ein Andockmanöver des Space Shuttles an die Raumstation vorstellen. Bestimmte Geruchs-moleküle können aber nur an ganz spezielle Rezeptoren andocken. Was passiert nun, wenn ein Geruchsmolekül an einen Rezeptor andockt ? Dazu ein wenig Physik.

Wenn man positiv geladene Ionen (= Kationen) von negativ geladenen Ionen (= Anionen) durch eine Sperrschicht, z.B. die Zellmembran, trennt, wird zwischen Innen- und Außenseite der Zellmembran eine Spannung erzeugt.

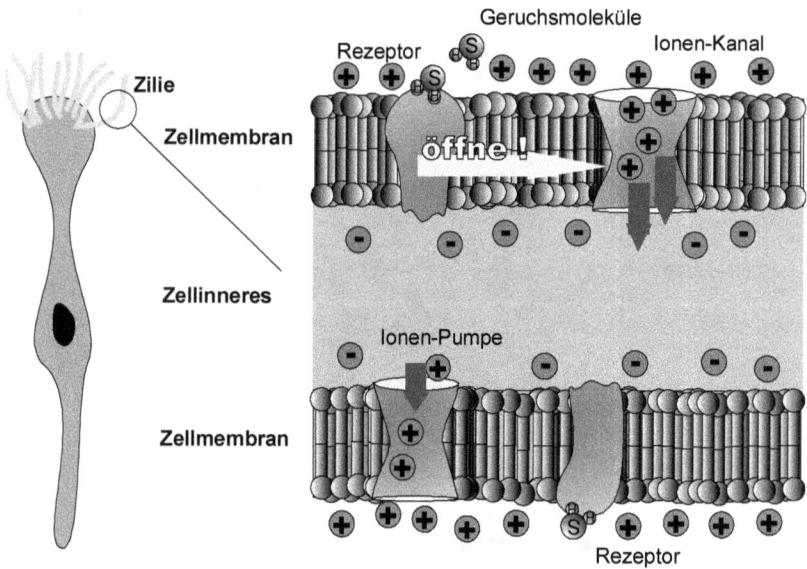

Reizauslösung im Zellfortsatz (=Zilie)

Diese Spannung zwischen Zellinnerem und Umgebung ist die Voraussetzung zur Erzeugung eines Nervimulses. In einer Nervenzelle werden im Ruhezustand, wenn die Zelle von außen nicht „gereizt" wird, von den Ionenpumpen in der Zellmembran positive Ionen nach außen gepumpt.

Die Innenseite der Zellmembran lädt sich so gegenüber der Außenseite *negativ* auf. Dockt jetzt eines oder mehrere Geruchsmoleküle an einen der Rezeptoren in der Zellmembran der Riechzelle an, man spricht von der Reizung des Rezeptors, dann öffnen sich sofort die Poren in der Zellmembran und wie bei einem Dammbruch fließen positiv geladene Ionen aus der Zellumgebung durch die Zellmembran in das Zellinnere. Die aufgebaute Spannung bricht dadurch zusammen. Alle Poren entlang der Zellmembran öffnen sich jetzt nacheinander. Wie bei umkippenden Dominosteinen pflanzt sich der Zusammenbruch der Spannung fort. Es fließt ein Strom entlang der Zellmembran.

Bei manchen Zellen fließt der Strom entlang der Zellmembran einer einzigen Nervenzelle ohne Unterbrechung direkt bis in das Gehirn. Bei anderen Zellen, so bei den Riechzellen, muß der „Funke" von einer Nervenzelle zur nächsten überspringen. An den Übergangsstellen von Nervenzelle zu Nervenzelle, den Synapsen, kann der Nervimpuls aber auch gestoppt, gehemmt, werden. Beim Riechen muß der elektrische Impuls bis zur Endsation im Gehirn nur eine einzige Synapse „überspringen".

Riechschwelle

In allen Nervenzellen funktioniert die Erzeugung und die Überleitung von Nervimpulsen nach dem Alles-Oder-Nichts-Prinzip, ähnlich der digitalen Signalübertragung. Das heißt, nur wenn eine bestimmte Reizgröße erreicht wird, fließt auch ein Strom. Unterschwellige Reize bewirken am Rezeptor gar nichts. Bei den Gerüchen bedeutet dies, dass genügend viele Geruchsmoleküle auf genügend viele Rezeptoren einer Riechzelle in der Riechschleimhaut treffen müssen, damit diese Zelle auch ein Signal weiterleitet und man den Geruch auch wahrnimmt. Natürlich besteht auch die Möglichkeit, dass das Signal später im Gehirn noch unterdrückt wird, weil es vielleicht als „unwichtig" eingestuft wird, und wir deshalb nichts riechen.

Die Tatsache, dass eine bestimmte Zahl, besser gesagt, eine bestimmte Konzentration von Geruchsmolekülen erforderlich ist, um unsere Riech-zellen zu „reizen" nennt man Riechschwelle. Viele Tiere haben sehr niedrige Riechschwellen. Es ist bekannt, das Drogenhunde Heroin noch in luftdicht verpackten Plastikbeuteln riechen können.

Man unterscheidet eine Wahrnehmungschwelle von einer Erkennungs-schwelle. An der Wahrnehmungschwelle ist ein Geruch gerade wahr-nehmbar, wir können aber nicht sagen, wonach es riecht, nicht einmal ob es unangenehm oder angenehm riecht. Um diese Unterscheidung machen zu können, müssen eben so viele Geruchsmoleküle auf die Riechzelle treffen, dass die Erkennungsschwelle erreicht wird.

Wie gelangen die Stoffe nun zur Riechschleimhaut in unserer Nase ? Geruchsstoffe können nur flüchtige Stoffe sein. Flüchtige Stoffe sind Gase und Dämpfe. Diese Gase und Dämpfe dürfen auch nicht viel schwerer sein als Luft, sonst würden sie nicht bis in unsere Nase gelangen.

Es müssen also sehr kleine Moleküle sein, die unsere Riechzellen bombardieren. Tatsächlich bewirken nur kleine Moleküle einen Geruchseindruck. Je größer diese kleinen Moleküle desto intensiver ist der Geruch. Ab einer gewissen Molekülgröße wird aber gar kein Geruch mehr wahrgenommen ! Die Riechzellen wandeln das Andocken der Geruchs-moleküle an die Rezeptoren der Riechschleimhaut in einen elektrischen Impuls um, der sofort an unser Riechhirn weitergeleitet wird. Das Gehirn sagt uns dann, ob etwas duftet oder stinkt. Dabei kommt es nicht selten vor, das wenige Geruchsmoleküle als Duft, eine hohe Konzentration desselben Geruchsstoffes aber als Gestank ins Bewußtsein gelangt. Geringe Konzentrationen eines Stoffes können anders riechen als hohe Konzentrationen desselben Stoffes ! So benutzt man zum Beispiel den Geruchsstoff Indol in Spuren in wohlriechenden Parfüms, in einer größeren Konzentration stinkt Indol. Nach welchen Kriterien das Gehirn entscheidet ob etwas duftet oder stinkt ist uns bis heute nicht bekannt. Eine Möglichkeit wäre, dass das Gehirn auf bisher gemachte Erfahrungen zurückgreift. Eine positive Erfahrung mit einem üblen Geruch, z.B. der Schweißgeruch eines früheren geliebten Freundes, würde dann nicht unbedingt eine üble Assoziation in einem hervorrufen.

Adaptation

Ein ständiges Bombardement der Riechzellen mit ein und denselben Geruchsmolekülen führt schon nach wenigen Minuten zur Anpassung. Man riecht *diese* Geruchsmoleküle dann nicht mehr. Jeder kennt es. Der üble Geruch beim Betreten einer Toilette ist bald verschwunden, wenn man sich auf der Schüssel niedergelassen hat ! In der Physiologie nennt man dieses Phänomen Adaptation. Ob die Riechzellen keine Impulse mehr ans Gehirn senden, weil alle Rezeptoren besetzt, weil die Poren „verstopft", weil die Zellen von ständigen Reizen „ermüdet" sind oder ob das Gehirn die Meldungen der Riechzellen einfach ignoriert, ist bisher nicht geklärt. Der Vorteil der Adaptation scheint der zu sein: Das Gehirn wird sehr schnell wieder für *neue* Gerüche aufnahmefähig. Ein Vorteil, der für uns heute nicht mehr die Rolle spielt wie für unsere Ahnen in der Vorzeit. In einer Zeit, als der Mensch selbst noch Beutetier war, war es überlebenswichtig, neue Gerüche, zum Beispiel den Geruch eines sich anschleichenden Säbeltigers, rechtzeitig wahrzunehmen, zu wittern.

Ohne die Adaptation unseres Geruchssinnes wäre jeder Urmensch leicht ein Opfer wilder Tiere geworden. Die Menschheit wäre wohl ausgestorben !

Die Adaptation ist aber auch schuld daran, dass wir unseren eigenen Geruch, Schweiß- oder Mundgeruch, nur selten *selbst* wahrnehmen können. Wir riechen die eigene Duftglocke nicht, mit der wir uns umgeben. Ob dies ein Nachteil oder ein Vorteil ist, mag jeder selbst entscheiden !

Geschmackssinn

Auch der Geschmack bedient sich spezieller Zellen. Diese Zellen befinden sich auf unserer Zunge, in der Wangenschleimhaut, in der Schleimhaut des Rachens und der Speiseröhre. Im Grunde kann der Mensch nur vier verschiedene Geschmacksrichtungen unterscheiden: bitter, sauer, salzig und süß.

Dass die einzelnen Geschmacksempfindungen auf bestimmte Zungen-abschnitte beschränkt sein sollen, ist heute widerlegt. Der subjektive Geschmack einer Nahrung wird aber nicht nur von den Nervimpulsen der Sinneszellen in den Geschmacksknospen hervorgerufen, sondern auch von Duftstoffen, die beim Kauen durch die Mundwärme über die hinteren Nasenlöcher (= die Choanen) zur Riechschleimhaut aufsteigen. Man nennt dies choanales Riechen.

Auf der Zunge liegen die Geschmacksknospen in den sogenannten Papillen. Es gibt drei Papillenarten, die auf der Zunge für die Geschmacks-empfindung zuständig sind:

Papillen der Zunge

- Die 7-12 Wallpapillen
  (= Papillae vallatae)

- Die Pilzpapillen
  (= Papillae fungiformis)

- Die Blätterpapillen
  (= Papillae foliatae).

- Die Fadenpapillen
  (= Papilae filiformis)

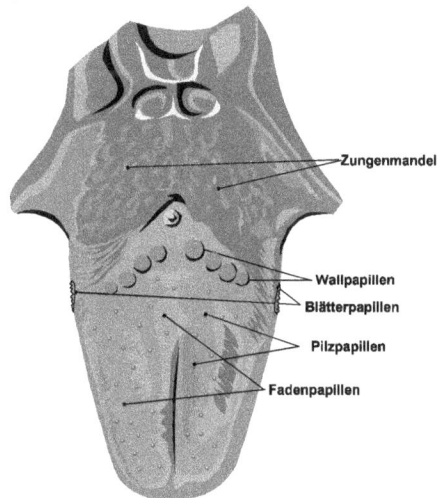

Die Blätterpapillen finden sich nur an den hinteren Zungenflanken. Die Pilzpapillen sind an den vorderen Zungenrändern und über die vordere Zungenhälfte verteilt. Die Wallpapillen bilden ein **V** am Zungenrücken. Die Fadenpapillen sind eigentlich keine Papillen, sondern Schleimhautfort-sätze. Die Fadenpapillen besitzen *keine* Geschmacksknospen.

Die Fadenpapillen halten mit ihren rauhen verhornten Spitzen die Nahrung fest. Besonders ausgeprägt sind die Fadenpapillen bei Katzen. Katzen haben dadurch eine sehr rauhe Zunge. Die Gesamtheit der verhornten Spitzen der Fadenpapillen bilden den Zungenbelag. Nur der fest mit den Fadenpapillen verwachsene Zungenbelag ist normal. Loser, pulvriger oder nasser Zungenbelag ist ein pathologisches Zeichen. Die Zeichnungen zeigen die Struktur der einzelnen Zungenpapillen...

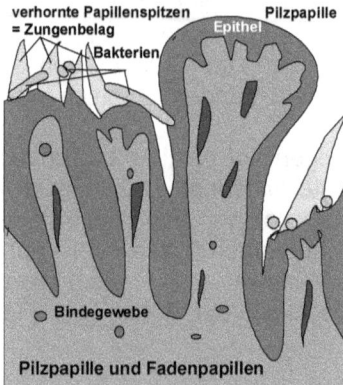

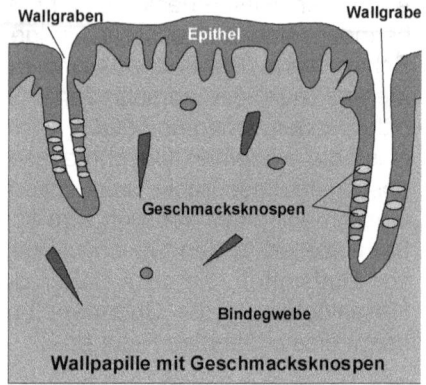

verhornte Papillenspitzen = Zungenbelag
Bakterien
Pilzpapille
Epithel
Bindegewebe

Pilzpapille und Fadenpapillen

Wallgraben
Epithel
Wallgrabe
Geschmacksknospen
Bindegwebe

Wallpapille mit Geschmacksknospen

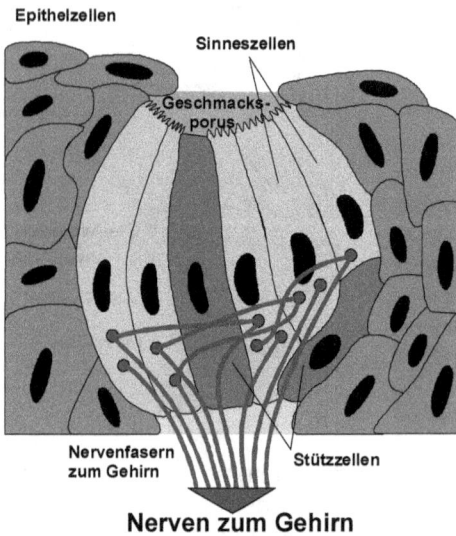

...und der Geschmacksknospen in den Wallpapillen.

Geschmacksknospe

Epithelzellen
Sinneszellen
Geschmacks- porus
Nervenfasern zum Gehirn
Stützzellen

Nerven zum Gehirn

Die Sinneszellen für den Geschmack liegen in den Geschmacksknospen.

Die Geschmacksknospen liegen am Grunde der Wallgräben der Wallpapillen.

Der Aufbau der winzigen Geschmacksknospen erinnert an kleine Apfelsinen.

Bakterien, Bakterien... und Pilze

Übelriechende Atemgase werden in der Regel von Bakterien und Pilzen erzeugt, die auf den Schleimhäuten von Mund, Rachen, Nase oder Darm leben. Ausnahmen von dieser Regel sind der Mundgeruch nach Knoblauch- oder Zwiebelgenuß, der nach Urin riechende Atem bei Nierenfunktionsstörungen, der Acetongeruch bei der Zuckerkrankheit und der Atem bei anderen Stoffwechselkrankheiten.

Alles, was *richtig* stinkt, sind bakterielle Abbauprodukte.

Das Gleichgewicht der Bakterien und Pilze (= Mikroflora) auf den Schleim-häuten des Körpers kann durch Antibiotika, durch Infektionen oder chemische Einflüsse gestört werden. Geschädigte, entzündete Schleim-häute in Mund, Rachen, Nase, Magen, Speiseröhre oder Darm ziehen Bakterien und Pilze geradezu magisch an. Weiterhin können vorhandene oder entstandene schlecht belüftete Nischen in den Bronchien, in der Speiseröhre, im Darm oder in den Nasennebenhöhlen für die Besiedlung mit pathogenen Keimen und so für die Entstehung von Mundgeruch verantwortlich sein.

Die Entstehung von chronischem Mundgeruch folgt immer dem gleichen Prinzip: Das betreffende Organ wird geschädigt. Von außen durch Nahrungsmittel, Allergene, Medikamente, Röntgenstrahlen, Bakterien, Pilze oder Viren, von innen durch Vitaminmangel, Hormone (Stress, Ärger), Medikamente oder Verletzungen. Die Kontaktflächen, die Schleimhäute von Mund, Nase, Rachen, Speiseröhre, Magen und/oder Darm entzünden sich. Bei längerer Einwirkung der schädigenden Einflüsse verändern sich die Zellen der Schleimhäute, sie degenerieren oder sterben ab. Auf derart geschädigten Schleimhäuten siedeln sich Bakterien und Pilze an. Auf die Oberfläche von geschädigten, entzündlichen Schleimhäuten sickern aus der Blutbahn rote Blutkörperchen, Bluteiweiße und andere Blutbestandteile. Das „ausgeschwitzte" Blut (= Transsudat) bietet schädlichen Bakterien, von denen viele Blut als Nahrung bevorzugen, ideale Lebensbedingungen.

Dieser Ablauf gilt für eine Entzündung der Zahnfleischtaschen wie auch für eine Entzündung der Darmschleimhaut. Zuerst kommt die Schädigung des betreffenden Organs bzw. von dessen Schleimhäuten. Die Schädigung führt zu einer verminderten Abwehrleistung der Schleimhäute. Erst dann folgt die Besiedlung der Schleimhäute mit schädlichen, pathogenen Keimen. Weiterhin fördert jede Zufuhr unverdauter Nahrungsbestandteile die Vermehrung der Mundgeruch-Keime, ob im Darm oder auf der Zunge.

Was riecht - wie riecht was

Riechen kann man nur flüchtige und gasförmige Stoffe. Das sind Stoffe mit sehr niedrigem Molekülgewicht. Aber nicht alle flüchtigen Stoffe und Gase können wir auch riechen. So kann der Mensch das Kohlendioxid (CO_2) der Luft nicht riechen. Der Mensch kann ungefähr 2.000-10.000 ! verschiedene Geruchstoffe riechen und bei gutem Training auch identifizieren. Ob eine Substanz nur riecht oder ob sie stinkt, hängt oft von ihrer Konzentration in der Luft ab, aber auch mit dem sozialem Umfeld und der persönlichen Erfahrung des Riechenden. Die Stoffe in der Tabelle „stinken" uns mehr oder weniger stark. Die allermeisten sind Produkte des bakteriellen Stoffwechsels in unserem Körper. Die Geruchsschwelle eines Stoffes gibt an, ab welcher Konzentration der Mensch einen flüchtigen Stoff in der Atemluft wahrnehmen kann.

Substanz	Chemische Verbindung	Geruchs- schwelle (ppm)	Riecht wie...

Sulfide

Sulfide sind Schwefelverbindungen. Sie entstehen in unserm Körper durch den bakteriellen Abbau von schwefelhaltigen Aminosäuren. Schwefel-wasserstoff, Hydrogensulfid, ist der bekannteste Vertreter der Sulfide.

Substanz	Chemische Verbindung	Geruchs- schwelle (ppm)	Riecht wie...
Hydrogensulfid („Stinkbombe")	H_2S	0,00047	faule Eier
Dimethylsulfid Gemüse	$(CH_3)_2S$	0,001	verwesendes
Diphenylsulfid	$(C_6H_5)_2S$	0,000048	ekelig

Mercaptane

Mercaptane sind langkettige Schwefelverbindungen mit bis zu 20 Kohlen-stoffatomen. Die Mercaptane haben mit den Sulfiden und Phenolen die niedrigsten Riechschwellen. Aus diesem Grund gelten die Mercaptane als die Hauptverursacher von üblem Mundgeruch.

Substanz	Chemische Verbindung	Geruchs- schwelle (ppm)	Riecht wie...
Methylmercaptan	CH3SH	0,0011	faulender Kohl
Ethylmercaptan	C2H5SH	0,00019	faulender Kohl
Allylmercaptan	CH2CHCH2SH	0,00005	Knoblauch
Propylmercaptan	CH3CH2CH2SH	0,000075	ekelig
Crotylmercaptan	$CH_3CHCHCH_2SH$	0,000029	Stinktier
Amylmercaptan	CH3(CH2)3CH2SH	0,0003	ekelig, modrig
Benzylmercaptan	C6H5CH2SH	0,00019	ekelig, ranzig

Biogene Amine

Biogene Amine entstehen aus Aminosäuren durch bakterielle Abspaltung von Kohlendioxid. Diesen Vorgang nennt man Decarboxylierung. Indol, Skatol, Cadaverin und Pustrescin sind die bekanntesten biogenen Amine. Eine Vielzahl von Bakterien ist in der Lage aus der Aminosäure Tryptophan Indol zu erzeugen.

Indol	C8H7N		Fäkalien
Skatol	C9H9N	0,0012	Fäkalien, ekelig
Cadaverin	C5H14N2		verfaultes Fleisch
Putrescin	C4H12N2		Fäkalien, ekelig
Methylamin (animalisch)	CH3NH2	0,021	faules Fleisch
Dimethylamin (auch in Schokolade!)	(CH3)2NH	0,047	Fisch
Trimethylamin (Fish-Odour-Syndrome)	(CH3)3NH		Fisch

Kurzkettige Fettsäuren

Kurzkettige Fettsäuren entstehen beim bakteriellen Abbau von Kohlenhydraten, Fetten und auch von Eiweißen.

Milchsäure	C3H6O3		säuerlich
Essigsäure	C2H4O2		Essig, saurer Wein
Propionsäure	CH3CH2COOH		faulig
Buttersäure	CH3(CH2)2COOH		faulig, ranzig
α-OH-Buttersäure	C4H8O3		Schweißfüsse
Iso-Valeriansäure	C5H10O2		süßlich; käsig, faulig
Diacetyl	C4H6O2	0,025	Butter, Käse

Weitere übelriechende Stoffe, die bei Stoffwechselvorgängen im mensch-lichen Körper vorkommen können, sind:

Pyridin	C6H5N	0,0037	sauer, faulig, fischig
Thiophenol	C6H5SH	0,000062	modrig, Knoblauch
Thiokresol	CH3C6H4SH	0,0001	Stinktier, ranzig
Acetylaldehyd	CH3CHO	0,004	stechend, fruchtig
Ammoniak	NH3	0,037	stechend sauer, Mist
Allicin	$C_6H_{10}OS_2$		Knoblauch

Der Geruchsstoff des Knoblauchs, Allicin, kann sogar *durch unsere Haut* in die Blutbahn aufgenommen und über die Lungen abgeatmet werden.

Ursachen, Zusammenhänge, Untersuchungen und Therapien von chronischem Mundgeruch

Es wird geschätzt, dass ungefähr 70-80% aller Ursachen für chronischen Mundgeruch in der Mundhöhle selbst zu finden sind. Es folgt die Nase und ihre Nebenhöhlen mit 15-20%. Die restlichen 15% liegen mundfern in Speiseröhre, Magen-Darm-Trakt und in anderen inneren Organen (Lungen, Leber, Nieren).

Mundhöhle

Die meisten Autoren auf dem Gebiet der Foetor ex ore bzw. der Halitosis-
(= Mundgeruch) Forschung behaupten, dass 80% aller Ursachen für chronischen Mundgeruch in der Mundhöhle selbst zu finden sind. Dies trifft m.E. nur dann zu, wenn man auch die Veränderungen der Zunge, die oft auf Erkrankungen der inneren Organe oder der Nase zurückzuführen sind, mit einbezieht. So ist die Zunge zwar auch für mich die Ursache Nr. 1 für Mundgeruch, aber der Zustand der Zunge (Beläge, Bakterienbesiedlung) spiegelt oft nur die Erkrankungen in der direkten Nachbarschaft oder aber Fehlfunktionen in den fernen Verdauungsorganen - Magen, Darm, Leber - wider. Zur *direkten* Nachbarschaft der Zunge zählen vor allem die Zähne. Bei den Zähnen kann vor allem ein erkranktes Zahnfleisch oder ein erkrankter Zahnhalteapparat (= Parodont) Mundgeruch verursachen.
Die Zähne sind mit ihren Zahnwurzeln im Knochen verankert. Diese Verankerung ist aber nicht starr, sondern feinste elastische Bindegewebs-fasern verlaufen vom Wurzelzement eines Zahnes in den Knochen. Diese Fasern federn den Zahn beim Kauen in seinem Zahnbett, der Knochenhöhle, ab. Dadurch wird verhindert, dass der Knochen beim Kauen durch den erheblichen Kaudruck (bis 80 kp !) durch die Zähne punktuell zu stark beansprucht bzw. von den Zähnen gequetscht wird. Der Zahn hängt also in einem Haltenetz von Fasern. Diese Fasern haben noch eine zweite wichtige Funktion, sie dichten die Zahnwurzel und den umgebenden Knochen wie eine Gummimanschette zur Mundhöhle hin ab. Wie entsteht nun eine Zahnfleischerkrankung ?
Die Ursache allen Übels ist der Zahnbelag.

Risikofaktor Zahnbelag

Zahnbelag bildet sich auf allen Zähnen, zu jeder Zeit. Die Zusammensetzung des Zahnbelages hängt nicht nur von der Mundhygiene, sondern auch von unseren Ernährungsgewohnheiten sowie dem biologischen Zustand unserer Mundhöhle ab.
So wird die Belagbildung auch vom Speichelfluß und der bakteriellen Besiedlung des Mundes beeinflußt. Wird Zahnbelag auf den Zähnen belassen, verändert sich im Laufe von Stunden seine Mikroflora, die Bakterien und Pilze die im Zahnbelag leben und sich dort vermehren. Einige der Bakterienarten können Karies verursachen, andere verursachen Zahnfleischentzündungen und Entzündungen des Zahnhalteapparates (=
Parodontitis; Endungen auf - itis kennzeichnen immer Entzündungen)

Karies

Verbleibt Zahnbelag, Plaque, für längere Zeit - einige Stunden genügen schon - auf der Zahnoberfläche, beginnen Bakterien in der Plaque durch ihren Stoffwechsel aggressive Säuren zu erzeugen, welche den Zahnschmelz angreifen. Diese Säuren entziehen dem Zahnschmelz Kalk, sie demineralisieren den Zahnschmelz. Es entsteht eine Karies. Karies-bakterien sind vor allem die Streptokokken. Streptokoken verursachen keinen Mundgeruch. Nur größere Karieslöcher, die mit verwesenden Nahrungsbestandteilen angefüllt sind, können auch Mundgeruch verursachen. Ein erhebliches Potenzial für Mundgeruch stellen hingegen erkrankte Zahnfleischtaschen dar. Entzündungen des Zahnfleisches und die Bildung von Zahnfleischtaschen im fortgeschrittenen Stadium einer Zahnfleischentzündung werden ebenfalls durch bakterielle Zahnbeläge verursacht.

Zahnstein

Wird der Zahnbelag nicht rechtzeitig entfernt, kristallisieren Mineralien aus dem Speichel in dem bis dahin weichen und klebrigen Zahnbelag aus. Es bildet sich Zahnstein. Die rauhe Oberfläche des Zahnsteins begünstigt die Anlagerung von immer neuen Belägen mit darin enthaltenen Bakterien. In der Zahnfleischtasche ist der Zahnstein durch Blutfarbstoffe dunkelbraun bis schwarz gefärbt. Das Konkrement, wie diese Art von Zahnstein genannt wird, ist extrem hart und haftet besonders stark an den Wurzeloberflächen. Sowohl Zahnstein als auch Konkrement können mit der Zahnbürste nicht mehr entfernt werden !

Zahnfleischentzündungen

Wird Zahnbelag lange auf den Zähnen belassen, dehnt er sich von der Zahnkrone langsam in Richtung Zahnwurzel aus. Dabei nimmt seine Dicke ständig zu. Ab einer gewissen Dicke des Zahnbelages vermehren sich in seinen untersten Schichten nur noch die Bakterien, die auch nur unter Sauerstoffabschluß leben können, die anaeroben Bakterien (= Anaerobier).

Diese anaeroben Bakterien sondern giftige Stoffe ab, die Zahnfleischentzündungen und Parodontitis verursachen können. Zunächst ist nur das oberflächliche Zahnfleisch entzündet, das Zahnfleisch beginnt beim Putzen zu bluten. Das erkrankte Zahnfleisch ist wegen des Blutstaus im Gewebe dunkelrot angeschwollen. Bei längerer Einwirkung der bakteriellen Gift-stoffe werden schließlich auch die Fasern des Zahnhalteapparates zerstört. So entsteht eine Zahnfleischtasche. Im Laufe der Zeit dringt die Entzündung immer weiter in die Tiefe des Zahnhalteapparates. Die Bakteriengifte lösen schließlich auch den Knochen auf, der den Zahn umgibt. Der Zahn wird locker...

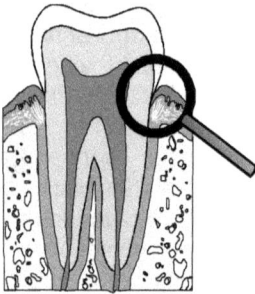

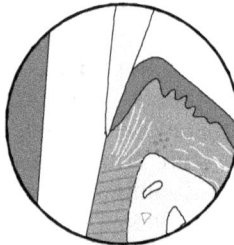

Gesundes Zahnfleisch
ohne Beläge

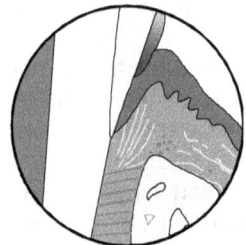

Beläge verursachen
Zahnfleischentzündung

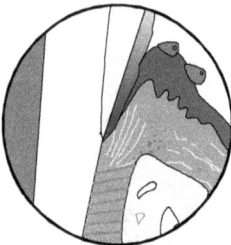

Entzündung und Beläge
wandern in die Tiefe, Blutung

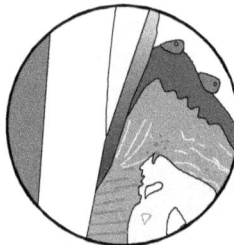

Zerstörung von Zahnhalteapparat
und Knochen,oft Mundgeruch

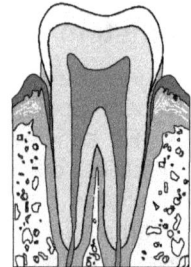

Zahnlockerung

Entstehung einer Parodontitis

Die Nischen in der Tiefe von Zahnfleischtaschen bieten ideale Lebens-bedingungen gerade für die Bakterien, welche Mundgeruch verursachen. Erstens ist in den Tiefen der Zahnfleischtaschen kein für diese Bakterien giftiger Sauerstoff vorhanden und zweitens tritt unter der Entzündung ständig Blut aus feinsten Blutgefäßen aus, welches diesen Keimen als Hauptnahrung dient. Im mikrobiologischen Labor werden zur Züchtung der meisten Bakterienarten Blutnährböden verwendet. Blut bietet alle Nähr-stoffe, welche Bakterien zum Wachstum und zur Vermehrung brauchen !

Die charakteristischen Keime einer Zahnbetterkrankung (= Parodontitis) sind allesamt anaerobe Bakterien. Alle sind starke Geruchsbildner. Bei der Zersetzung von Bluteiweißen erzeugen sie hauptsächlich stinkende Schwefelverbindungen (Schwefelwasserstoff und Mercaptane s.u.) und biogene Amine. Diese sogenannten Taschenkeime kommen zwar auch bei zahnfleischgesunden Menschen im Munde vor, aber nicht in dieser Masse. Die beste Therapie der Zahnfleischerkrankungen ist noch immer die Prophylaxe, die Vorbeugung.

Fehlerhafte Kronen und Füllungen

Zahnärzte können ein Lied davon singen, welch üblen Geruch eine abgenommene Krone verströmt, bei welcher der Zement, mit der sie eingesetzt worden war, ausgespült wurde. Der Befestigungszement wird umso leichter ausgespült, je dicker die Zementschicht an den Rändern der Krone ist. Bei einer zahntechnisch perfekt hergestellten Krone ist die Zementschicht unter den Kronenrändern nur einige tausendstel Millimeter dick. Je ungenauer die Krone gefertigt ist, desto leichter und desto eher spült sich der Zement an den Rändern aus und macht so Belägen und Bakterien Platz. Zur Ehrenrettung der Zahntechniker muß aber gesagt werden, dass nur auf einem perfekten Gipsmodell eine perfekte Krone hergestellt werden kann. Dazu braucht ein Zahntechniker aber einen perfekten Abdruck, und den macht der Zahnarzt !

Auch überhängende, fehlerhafte Füllungsränder sind Schmutz- und Bakterienfänger. Ein fehlerhafter Füllungs- oder Kronenrand macht sich beim Fädeln mit Zahnseide durch das Hängenbleiben, Ausfransen oder Abreißen der Zahnseide bemerkbar.

Wer Teilkronen hat, sollte u.U. das Kaugummikauen einschränken. Kaugummi wirkt durch seine Klebekraft wie ein „Magnet" auf die Kronen. Beim Zubeißen quetscht sich der Kaugummi auf die Krone, beim Öffnen der Zahnreihen zerrt der Kaugummi durch seine Klebekraft an den Kronen. Auf die Dauer hat sich so schon manche Teilkrone mit geringer Haftkraft vom Zahnstumpf gelöst. Meistens bleibt dies solange unbemerkt, bis die Teilkrone dann irgendwann im Kaugummi stecken bleibt. Die bis dahin zum Teil gelöste und unterspülte Krone verursacht beim Betroffenen üblen Geschmack im Mund und beim Gegenüber Nase rümpfen.

Zahnbürste, Zahnseide und Co.

Optimale Zahnputztechnik heißt: Maximale Reinigung bei minimaler Schädigung der Zähne ! Grundvoraussetzung ist eine geeignete Zahnbürste. Die richtige Zahnbürste hat ein dichtes Borstenfeld bestehend aus an den Enden abgerundeten Kunststoffborsten.

Naturborsten sind ungeeignet. Naturborsten enthalten Markkanäle, die sich mit Bakterien anfüllen. Diese Bakterien werden dann bei jedem Zähne-putzen auf Zähne und Zahnfleisch „geimpft". Zahnpasta ist nicht unbedingt nötig, sie beschleunigt aber die Reinigung durch die darin enthaltenen Schleifpartikel. Daneben kann Zahncreme mit Fluoriden den Zahnschmelz nachträglich festigen, indem die Fluorid-Ionen in den Zahnschmelz eindringen und diesen nach außen abdichten.

Die richtige Zahnputztechnik

Bei der sogenannten Bass-Technik wird die Zahnbürste in einem spitzen Winkel und mit leichtem Druck auf dem Zahnfleisch aufgesetzt und dann unter leichtem Vibrieren über die Zahnoberfläche abgerollt.

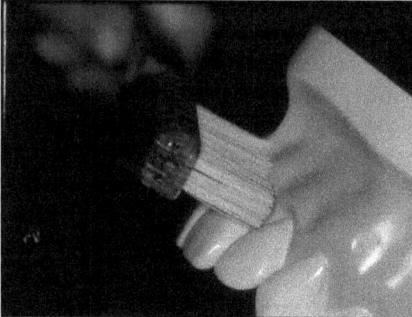

Aufsetzen der Bürste...

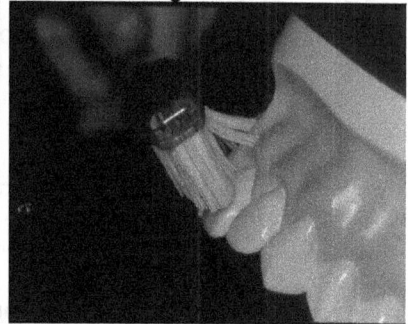

Abrollen der Bürste...

Die Zähne werden "ausgewischt" wie mit einem Handfeger. Geputzt wird immer von „rot nach weiß", vom Zahnfleisch zu den Zahnoberflächen.

Man geht systematisch vor: Man fängt mit den Backenzähnen oben rechts an, reinigt dann die Backenzähne oben links, dann die oberen Frontzähne. Das Ganze wiederholt man im Unterkiefer. Mit der gleichen Technik und in der gleichen Reihenfolge reinigt man die Innenflächen aller Zähne.

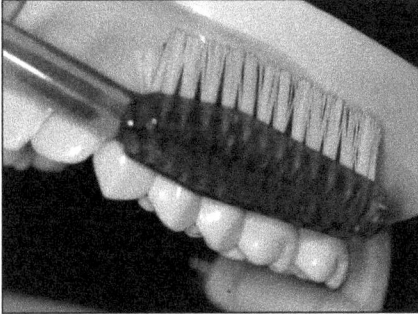

Reinigung der Zahnaußenflächen   Reinigung der Zahninnenflächen

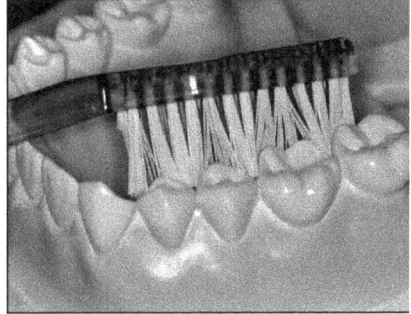

Die Innenseiten der Schneidezähne werden mit der aufgerichteten Zahnbürste gereinigt. Zum Schluß kommen noch die Kauflächen an die Reihe, nur diese dürfen geschrubbt werden!

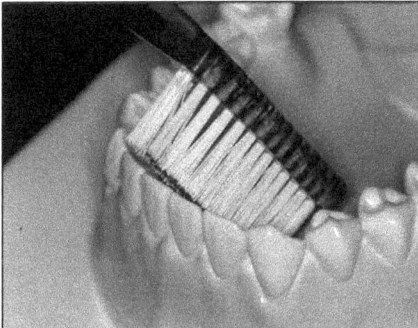

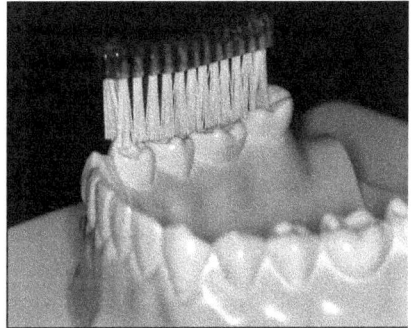

Aufgerichtete Zahnbürste ...   Schrubben der Kauflächen ...

Fehler beim Zähneputzen

Durch zuviel Druck und zuviel Zahncreme können in freiliegende Zahnhälse, die aus „weichem" Wurzelzement bestehen und keinerlei Schmelz-überzug besitzen, bei falscher Zahnputztechnik tiefe Kerben gescheuert werden. Besonders an allen Eckzähnen und den Schneidezähnen des Unterkiefers kann zu starker Druck beim Zähneputzen zum Zurückweichen des Zahnfleisches führen.

Die richtige Zahnputztechnik zeigt das **Video: „Die Richtige Mundhygiene und Zahnpflege"** (20 Minuten, € 9,80)

Richtiger Umgang mit Zahnseide

Bei allen technischen Möglichkeiten gibt es noch keine effektivere Methode Zahnzwischenräume zu reinigen als mit Zahnseide. Sie ist billig, paßt in jede Hosentasche und ist leicht zu benutzen. Im Prinzip gibt es vier Arten von Zahnseide: gewachste, ungewachste und breite Zahnseide (= Tape) und Superfloss. Für Anfänger empfiehlt sich die gewachste Zahnseide, weil mit ihr die Gefahr das Zahnfleisch zu verletzen geringer ist als mit ungewachster Zahnseide, die bei falscher Handhabung schon einmal in entzündetes Zahnfleisch einschneiden kann. Man reißt ein etwa 50 Zentimeter langes Stück Zahnseide aus dem Spender ab.

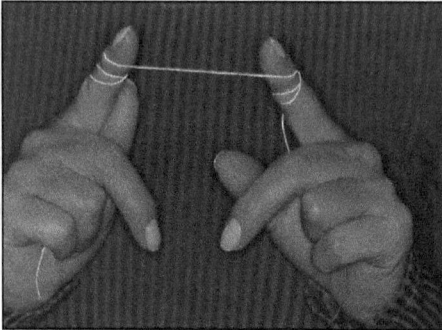

Jedes Ende der Zahnseide wird um einen der Zeigefinger gewickelt bis sich die nach innen gestreckten Mittelfinger gerade eben berühren.

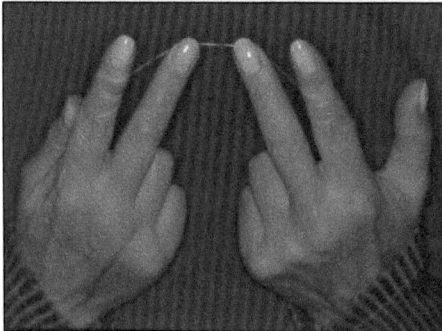

Nun wird mit beiden Mittelfingern die Zahnseide gespannt. Diese Spannung ist wichtig, damit die Zahnseide leicht in die Zwischenräume engstehender Zähne geführt werden kann. Je enger die Mittelfinger die Zahnseide fassen, desto geringer ist auch die Verletzungsgefahr durch einschneidende Zahnseide.

Vorsichtig wird die gespannte Zahnseide durch den Zahnzwischenraum gezogen, bis sie durch den Kontaktpunkt der Zähne schnappt. Man führt die Zahnseide an der *vorderen* Fläche des *hinteren* Zahnes nach unten und schiebt sie ein wenig unter das Zahnfleisch. Die Zahnseide wird nun im Halbkreis einige Mal um den hinteren Zahn hin und her gezogen, "gefädelt", wobei sie gleichzeitig langsam *nach oben* aus dem Zahnfleisch gleitet. Dieser Vorgang wird nun an der *hinteren* Fläche des *vorderen* Zahnes wiederholt und dann an allen übrigen Zahnzwischenräumen.

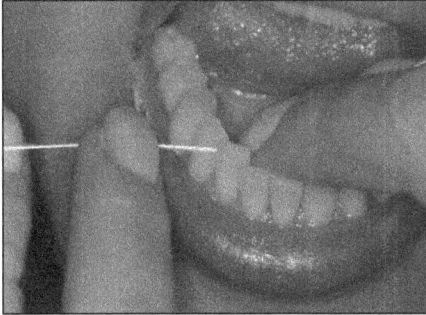
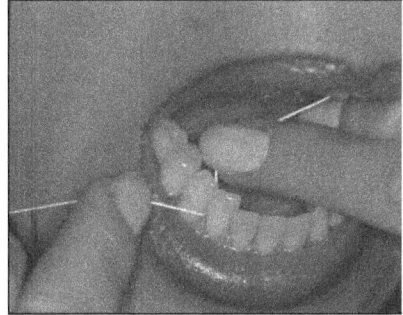

Vorsichtig durch den Kontaktpunkt... hin und her "Fädeln"...

Nach jedem Zahnzwischenraum wickelt man ein Stück frischer Zahnseide von den Zeigefingern ab. Die Führung der Zahnseide mit den Mittelfingern hat den Vorteil, dass man damit auch leicht die hintersten Zähne erreichen kann, da die Mittelfinger die längsten Finger der Hand sind. Methoden, bei denen die Zahnseide mit Daumen und Zeigefinger geführt wird, sind m.E. weniger praktisch.

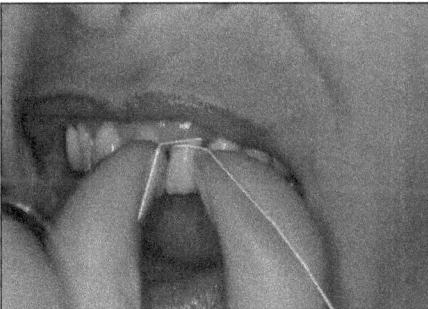

Geübte können einen Zahn mit einer *einzigen* Umschlingung reinigen

Probleme beim Umgang mit Zahnseide

Problem
Die Zahnseide kann nicht in die Zahnzwischenräume eingeführt werden.
Ursache
Zu enge Zahnzwischenräume oder fehlerhafte Füllungen
Abhilfe
Der Zahnarzt muß die Kontakte erweitern oder neue Füllung(en) machen
Problem
Die Zahnseide reißt an Füllungs- oder an Kronenrändern.
Ursache
Schlechte Füllungs- bzw. Kronenränder.
Abhilfe
Der Zahnarzt muß die Ränder polieren oder neue Füllung/Krone machen

Superfloss

Superfloss ist eine etwas steifere Zahnseide, die unter Brücken hindurch geschoben werden kann. Zur Verbesserung des Reinigungseffektes ist Superfloss auf einem kurzen Abschnitt wie ein Pfeifenputzer filzartig verdickt. Ansonsten wird Superfloss benutzt wie konventionelle Zahnseide.

Zahnseidehalter

Wenig geeignet sind m.E. Zahnseidehalter, da mit ihnen die Zahnseide nur ungenügend gespannt werden kann. Außerdem ist es oft umständlich während der Reinigung der Zähne einen frischen Abschnitt Zahnseide abzuwickeln.

Professionelle Zahnreinigung

Wie gründlich Sie auch zu Hause Ihre Zahnpflege betreiben, Sie erreichen niemals alle Bakterienschlupfwinkel. Großangelegte wissenschaftliche Studien haben nachgewiesen, dass häusliche Zahnpflege allein - egal, nach welcher Technik sie durchgeführt wird - nie zu vollständig sauberen Zahnoberflächen führt. Immer bleiben Zahnbeläge in den Furchen der Kauflächen der Zähne, den Fissuren, und in den Zahnzwischenräumen zurück. Ganz abgesehen von Belägen in undichten oder überhängenden Füllungs- oder Kronenrändern. Jedoch bleiben auch nach der Zahnstein-entfernung mikroskopisch kleine Zahnsteinpartikelchen auf der Zahnober-fläche zurück, die nur mit Polierbürste und Polierpaste entfernt werden können. Werden diese rauhen Partikel nicht durch eine Politur entfernt, bleiben an diesen Rauhigkeiten schnell neue Beläge haften, die wiederum bald in Zahnstein übergehen. Im Rahmen der professionellen Zahn-reinigung werden die Zähne nicht nur von Zahnstein, sondern von *allen* Belägen und damit den schädlichen Bakterien befreit.

Der Ablauf einer Prophylaxe-Sitzung

Zunächst werden die Zahnbeläge mit einem unschädlichen Lebensmittel-farbstoff angefärbt. Die Problemzonen werden dadurch deutlich sichtbar. Sie erhalten daraus wichtige Hinweise für Ihre häusliche Zahnpflege. Anschließend wird vorhandener Zahnstein mit Ultraschallgeräten und/oder mit grazilen Schabern, sogenannten Küretten, abgeschabt. Beläge unter dem Zahnfleischrand, werden unter Schonung des Zahnfleisches ebenfalls vorsichtig mit Küretten entfernt. Die Zahnzwischenräume werden mit rotierenden Interdentalbürstchen und Zahnseide gründlich gesäubert. Überstehende Füllungsränder werden mit rotierenden Instrumenten entfernt und mit diamantierten Feilchen geglättet. Es folgt die Politur der Zähne mit Gummikelchen und Polierpaste.

Gummikelche schonen das Zahnfleisch und erreichen auch Bereiche unter dem Zahnfleischsaum. Für die Furchen in den Zahnkauflächen, die Fissuren, verwendet man kleine rotierende Bürstchen. Damit können auch tiefe Fissuren gereinigt werden. Am Ende der Sitzung werden die Zähne mit antibakteriellen Lacken oder Fluorgels versiegelt. Die Anwendung von Pulverstrahlgeräten lehne ich in meiner Praxis ab, da die mikrofeinen Salzkristalle, die mit hohem Druck auf die Zahnoberfläche prasseln, die Zahnoberfläche m.E. eher aufrauhen und so eine schnellere Anhaftung von neuem Zahnbelag begünstigen. Eine rauher Fußboden wird eben schneller schmutzig ! Eine Prophylaxesitzung dauert etwa eine Stunde. Die erste Sitzung, in der vielleicht auch alte Zahnfüllungen poliert und Füllungsüber-hänge entfernt werden müssen, kann auch länger dauern. Auch die Unterweisung des Patienten in der für ihn optimalen Zahnpflege braucht seine Zeit. Je nach dem individuellen Risiko des Patienten, wieder an Karies oder Zahnfleischentzündung zu erkranken, sollten Prophylaxe-Sitzungen etwa zwei- bis viermal im Jahr wiederholt werden.

Und was kostet das?

Die professionelle Zahnreinigung ist eine Investition in Ihre eigene Zahngesundheit. Laut Stiftung Warentest muß ein Kassenpatient für diesen Service im Schnitt zwischen 50 und 100 Euro aus eigener Tasche bezahlen. Die privaten Versicherungen übernehmen - in aller Regel - die Kosten für die professionelle Zahnreinigung.

Zahnfleischbehandlungen

Ist das Malheur schon passiert, haben sich Zahnfleischtaschen gebildet, kommen Sie nicht umhin, eine Zahnfleischbehandlung über sich ergehen zu lassen. Vorbedingung für den Erfolg einer Zahnfleischbehandlung ist die Beherrschung von und der unbedingte Wille zu einer perfekten Zahn- und Mundhygiene. Je nach Schwere der Taschenentzündung und je nach Taschentiefe gibt es verschiedene Verfahren, eine Zahnfleischtasche zu behandeln. Auf gar keinen Fall kann eine entzündete Zahnfleischtasche durch die alleinige Gabe von Antibiotika behandelt werden. Dies wäre ein Kunstfehler !

Kürettage

Bei der Kürettage wird die Zahnoberfläche mit scharfen Instrumenten, Scalern und Küretten, von Zahnstein, Konkrementen und entzündlichem Gewebe befreit und geglättet. Die Methode hat ihre Grenzen bei sehr tiefen Taschen und stark entzündlichem Gewebe in der Tiefe der Taschen. Wird dieses entzündliche Gewebe mit den darin lebenden Bakterien nicht entfernt, ist dies oft Ursache für ein erneutes Aufflammen der Taschen-entzündung.

Lappen-Operation

Aus diesem Grund sollte bei tiefen Taschen (ab 4-6 mm Taschentiefe; je nach Entzündungsgrad) dem Eröffnen der Taschen durch Aufschneiden und Zurückklappen der Schleimhaut, der Vorzug gegeben werden. Nur so, unter direkter Sicht, kann der Zahnarzt oder Chirurg alles entzündliche mit Bakterien verseuchte Gewebe vom Kieferknochen und den Zahnwurzeln entfernen. Auch der Parodontalspalt, der die Zahnwurzel umgibt, muß von entzündlichen Zahnfleischresten befreit werden. Dies ist die Grund-voraussetzung für ein Wiederanwachsen von Knochen und Haltefasern an die Zahnwurzel (= Reattachment).

Mit den modernen Methoden der gesteuerten Geweberegeneration (= guided tissue regeneration) läßt sich auch bereits verloren gegangener Knochen regenerieren, er bildet sich neu !

Mundschleimhaut und Speichel

Die Mundschleimhaut ist wie unsere äußere Haut keine starre Barriere. Die Mundschleimhaut ist für viele Stoffe in *beiden* Richtungen durchlässig. Über die Mundschleimhaut können Medikamente aufgenommen, resorbiert, werden. Man legt die Medikamente dafür einfach unter die Zunge. Über die Mundschleimhaut können aber auch Eiweiße und Giftstoffe aus der Blutbahn in den Mund abgegeben werden.

Mundspeichel

Einen nicht unwesentlichen Einfluß auf Mundgeruch - im positiven wie im negativen Sinn - hat der Speichel. Das „Wasser", das uns sprichwörtlich im Munde zusammenläuft, wird in unseren Speicheldrüsen gebildet. Den Mundspeichel bilden die Ohrspeicheldrüsen, die Unterzungenspeichel-drüsen und die Unterkieferspeicheldrüsen. Daneben gibt es noch 500-1000 winziger Speicheldrüsen, die im ganzen Mundraum verteilt sind. In den Schleimhäuten der Wangen, des Gaumens und der Lippeninnenseiten. Die Ohrspeicheldrüsen bilden wässrigen (= serösen) Speichel. Die Unter-zungenspeicheldrüsen bilden zähen, schleimigen (= mucösen) Speichel und die Unterkieferspeicheldrüsen ein Gemisch aus beiden.

Speichel besteht zur Hauptsache aus Wasser. Im Speichel gelöst sind Elektrolyte wie Natrium, Kalium, Kalzium und Bicarbonat. Mit dem Speichel gelangen Enzyme (α-Amylase oder Ptyalin, Proteasen), die der Vorver-dauung von Kohlenhydraten und Eiweißen dienen, in die Mundhöhle. Der in den Speicheldrüsen gebildete Speichel enthält ferner Zellen (= Leukozyten) und Eiweiße zur Immunabwehr (= Immunglobuline). Speichel enthält auch bestimmte Blutgruppensubstanzen, Glycoproteine, die bei einem Speicheltest zur Genbestimmung verwendet werden können.

Im Schnitt werden von unseren Kopfspeicheldrüsen pro Tag 0,5 - 2 Liter Speichel gebildet. Nachts ist die Speichelbildung stark vermindert. Aus diesem Grund hat man morgens oft einen trockenen Mund und häufigh auch leichten Mundgeruch. Die Amerikaner nennen dies „morning breath". Der pH-Wert, der Gehalt an Säureanteilen, des Ruhespeichels liegt mit 6,5 bis 6,8 leicht im Sauren (pH 7,0 ist neutral auf einer Skala von 0-14). Wird wenig Speichel gebildet, ist der Speichel saurer. Wird viel Speichel gebildet, kann sich der pH-Wert auch ins Alkalische (seifiger Geschmack) verschieben. Die Bildung des Speichels wird von unserem vegetativen Nervensystem geregelt. Der Geruch oder die bloße Vorstellung von Nahrung, aber auch Kaugummikauen, läßt uns das Wasser im Munde zusammenlaufen. Verantwortlich dafür ist der Parasympathicus, der Nerv der Entspannung und der Verdauung. Eine Reizung des Parasympathicus, zum Beispiel der Geruch von Essen, führt zu einer deutlichen Steigerung der Speichelbildung und Speichelsekretion. Unter Stress regiert der Sympathicus-Nerv, der Gegenspieler des Parasympathicus. Unter dem Einfluß des Sympathikus wird nur sehr wenig und sehr zäher Speichel gebildet. Der Bissen bleibt einem dann sprichwörtlich im Halse stecken. Ein Grund, weshalb man immer in Ruhe und nie im Stress essen sollte. Unter Stress enthält der Speichel sehr viele organische Bestandteile, Mucine, die wiederum den Bakterien als Nahrung dienen; eine mögliche Erklärung, warum Menschen im Stress vermehrt Mundgeruch haben.

Ein saurer Speichel kann Bakterien, die für die Bildung der übelriechenden Stoffe verantwortlich sind, abtöten oder sie zumindest am Wachstum hemmen. Dasselbe bewirken antibiotisch wirksame Substanzen im Speichel wie das Lactoferrin und Lysozym. Lactoferrin bindet Eisen-moleküle und „schnappt" das Eisen den unzähligen Bakterien weg, die Eisen unbedingt zum Wachstum benötigen. Immunglobuline, vor allem die sogenannten sekretorischen IgA (= sIgA) werden beim Kauen vermehrt in den Speichel abgegeben. Auch sekretorische IgA können Keime unschädlich machen.

Mundgeruch *verhindern* kann Speichel vor allem, solange die Geruchs-moleküle im Speichelfilm gelöst bleiben und mit dem Speichel geschluckt werden, bevor sie in die Atemluft gelangen. Wird der Speichelfilm dünner, dann steigt die Konzentration der darin gelösten Moleküle kontinuierlich an. Schließlich, beim Austrocknen des Speichelfilmes, wird es den flüchtigen Molekülen im Speichelfilm zu „eng". Mit den letzten Wassermolekülen verlassen sie die Schleimhautoberflächen und gehen in die Atemluft über.

Dicker Speichelfilm   Dünner Speichelfilm

viele Geruchsmoleküle gelöst   **wenige Geruchsmoleküle gelöst**

Mundschleimhaut

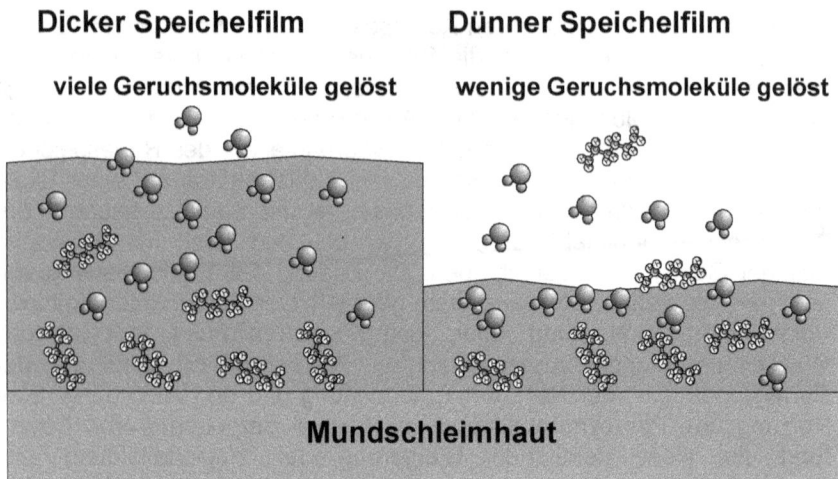

Speichel kann also zum Einen die Geruchsentwicklung vermindern. Zum anderen macht man den Speichel aber auch mitverantwortlich für Mundgeruch. Die im Speichel gelösten Substanzen bilden eine gute Nahrungsquelle für die Bakterien in der Mundhöhle.

Speichel enthält etwa 20mal soviel Eiweiß wie Kohlenhydrate. Durch die anaerobe bakterielle Zersetzung von Eiweiß (= Fäulnis) entstehen übelriechende flüchtige Schwefelverbindungen und kurzkettige Fettsäuren.

In einem alkalischen Speichel gedeihen die meisten Bakterien besser als in einem sauren Milieu. Die Proteinzersetzung macht den Speichel alkalisch, die Vergärung von Zucker macht den Speichel sauer. Das erklärt, warum Mundgeruch *im Mundraum* bevorzugt bei einer eiweißreichen Kost entsteht. Ein erhöhter Harnstoffgehalt im Speichel oder in der Atemluft kann den Speichel-pH ebenfalls schnell erhöhen.

Die Aufgaben des Speichels

- Befeuchtung der Mundhöhle, Schutz vor Austrocknung.
- Reinigung der Schleimhäute durch die Spülwirkung.
- Pufferung des Mundmileus und dadurch Schutz vor Verätzungen.
  (Ein Puffer neutralisiert überschüssige Säuren oder Basen. Ein Puffer dient also zur Erhaltung eines bestimmten pH-Wertes)
- Gleitfähigmachen der Nahrung durch Speichel-Mucin (= Schleim).
- Vorverdauung der Kohlenhydrate und Eiweiße durch Speichel-Enzyme
- Immunabwehr durch Immunzellen u. antibiotisch wirksame Substanzen
- Ausscheidung von Giftstoffen und Viren.
  (z.B. Übertragung einer Virusgrippe durch Tröpfcheninfektion)

Beim „trockenen Mund" ist nicht nur die Speichelbildung reduziert.

Die Ursachen eines „trockenen Mundes"

- Nachts ist die Speichelbildung physiologisch stark verringert.
- Im höheren Alter durch nachlassende Aktivität der Speicheldrüsen.
  Auch bei Bluthochdruck fehlt es oft an Speichel !
- Bei Stress und Aufregung durch Überwiegen des Sympathicus-Nervs.
  „Es bleibt einem die Spucke weg"
- Bei zu geringer Flüssigkeitsaufnahme
  Man sollte mindestens 2 Liter Wasser oder Tee pro Tag trinken.
- Bei überwiegender Mundatmung trocknen die Schleimhäute aus.
- Bei starkem Schwitzen (z.B. beim Sport) durch Flüssigkeitsverlust.
- Bei fieberhaften Erkrankungen verdunstet Flüssigkeit durch die Poren.
- Auch Patienten mit endogenen Depressionen haben oft einen trockenen Mund.
- Nach Röntgenbestrahlungen des Kopfes durch Schädigung der Speicheldrüsen.
- Bei einer Chemotherapie werden gerade die aktivsten Zellen geschädigt (Epithelzellen des Darmes, Haarfollikelzellen, Schleimzellen, Drüsenzellen).
- Durch schier unzählige Medikamente (Packungsbeilagen beachten!).
  z.B. Antihistaminika, Atropin, Psychopharmaka, β-Blocker u.v.m.

Daneben gibt es einige chronische Erkrankungen, bei denen *ein Symptom* das des „trockenen Mundes" ist.

- Der Diabetes insipidus, bei dem der Körper durch ständiges Wasserlassen austrocknet.
- Die Sklerodermie, eine Erkrankung des Bindegewebes.
- Beim Sjögren-Syndrom funktionieren die Speichel- und Tränendrüsen nicht richtig, Mundschleimhäute und Bindehäute sind trocken.
- Beim Heerfordt-Syndrom.
- Vitamin B2-Mangel führt auch zu wunder Haut an Mund und Genitalien.
- Vitamin-B12-Mangel mit Zungenbrennen, Kribbeln im Mund, Geschmacksstörungen und oft mit gelblicher Hautfarbe.
- Starker Eisenmangel (bes. bei Frauen mit starken Monatsblutungen)

Schnarchen und Mundatmung

Schnarcher atmen zumindest beim Schnarchen durch den Mund. Mundatmung führt zur Austrocknung der Mundschleimhäute und verstärkt somit bereits vorhanden Mundgeruch ! Ursachen für das Schnarchen können eine vergrößerte Rachenmandel (s. dort), Nasenpolypen (s. dort), ein erschlafftes Gaumensegel (= der weiche, bewegliche Anteil des Gaumens mit dem Zäpfchen) oder eine „lasche" Zunge sein.

Pilzinfektionen des Mundes

Nach Antibiotika-Behandlungen, bei einer Schwäche des Immunsystems (Aids, Diabetes, Dauerstress, Vitaminmangel etc.), aber auch bei Patienten mit einer Lyme-Borreliose kann es leicht zu einer Hefepilzbesiedlung von Mund (= Mundsoor), Rachen, Speiseröhre und/oder Darm kommen. Gelblicher Zungenbelag, schlechter Atem und ein unangenehmer Geschmack im Mund, besonders nach Süßem, könnten Zeichen einer Pilzinfektion sein.

Zur Therapie von Pilzinfektionen gibt es nützliche körpereigene Helfer, die Milchsäurebakterien. Milchsäurebakterien, Laktobazillen, konkurrieren mit Hefepilzen um die besten Plätze auf den Schleimhäuten. Es ist deshalb sinnvoll, täglich probiotischen Joghurt, Joghurt mit lebenden Milchsäure-bakterien (= Lactobacillus), zu essen. Diese Milchsäurebakterien sind auch in Kapselform (z.B. Hylac®) erhältlich und sollten 30 Minuten vor jeder Mahlzeit eingenommen werden. Nach dem Zähneputzen mit einer Extra-Zahnbürste auch Zunge und Gaumen abbürsten. Leicht verdauliche Kohlenhydrate sind ein idealer Nährboden für Hefepilze.

Aus diesem Grund sind zuckerhaltige Lebensmittel, süßes Obst, gesüßte Fruchtsäfte und Weißmehlprodukte mindestens zwei Wochen lang zu meiden. Bei Befall des Darmes (Symptome: Blähungen nach Süßem, Sodbrennen oder Bauchschmerzen) muß diese Diät eventuell über Wochen fortgesetzt werden. Der Arzt kann auch ein Pilzmittel verordnen. Bei Nystatin® sollte man dem Pulver den Vorzug geben, da die Nystatin-Lösung® (un)sinnigerweise Zucker enthält. Das Nystatin-Pulver® wird mit Wasser angerührt, und mit dieser Lösung wird 4mal am Tag der Mund gespült und schließlich hinuntergeschluckt (nach dem Essen und vor dem Schlafengehen). Bei hartnäckigem Pilzfall müssen Anti-Pilzmittel in Tablettenform gegeben werden, die im Darm in die Blutbahn aufgenommen werden (z.B. Diflucan®, Nizoral®).

Eine etwas drastische Empfehlung gibt der US-Mediziner Dr. med. Joseph J. Burrascano Junior bei Pilzproblemen: „Einen Teelöffel Haushaltsbleich-pulver (Clorox®) in 1/8 l Wasser auflösen. Eine kleine Menge davon während des Zähneputzens im Mund behalten, dann ausspucken. Dies wiederholt man so lange, bis der Mund frei von Pilzen ist.

Anschließend sofort Joghurt essen oder Milchsäurebakterien als Lösung oder Kautablette einnehmen." In hartnäckigen Fällen muß diese Prozedur nach einigen Wochen wiederholt werden.

Meine Alternative:

Einige Spritzer Betaisodona® in ein Glas Wasser geben, mit ein paar Spritzern Wasser verdünnen und damit einige Sekunden den Mund ausspülen. Gleich mit Wasser nachspülen und ausspucken. Die „freiwerdenden" Plätze auf der Zunge und der Mundschleimhaut müssen sogleich mit Lactobacillen (in probiotischem Joghurt oder Molke) besetzt werden. Dazu nimmt man einen Eßlöffel Joghurt in den Mund und verteilt ihn mit der Zunge im ganzen Mundraum. Nimmt man keinen Joghurt, werden die freien Plätze schnell wieder mit schädlichen Bakterien und Pilzen besetzt, oft mit noch übleren als zuvor ! Betaisodona® ist ein starkes Desinfektionsmittel. Es wird auch von Kieferchirurgen vor operativen Eingriffen zur Desinfektion der Mundhöhle eingesetzt. Bei Darmpilzen hilft auch australisches Teebaumöl.

Mundwasser: Für und Wider!

Um es vorweg zu sagen. Ich halte den *regelmäßigen* Gebrauch von Mundwasser nicht nur für unnütz, sondern sogar für schädlich. Warum ? Auf den Mundschleimhäuten hat das Mundwasser eine mehr oder weniger stark desinfizierende Wirkung. Insofern wirkt es wie ein Antibiotikum. Im Unterschied zu einem Antibiotikum ist Mundwasser aber gegen fast alle Keime gleich wirksam. Nun werden die Keime der Mundhöhle und des Rachens zwar nicht resistent gegen das Mundwasser (Ausnahme: Triclosan®) wie es unter Behandlung mit einem Antibiotikum vorkommen kann, da aber nach einer Spülung oder nach dem Gurgeln ein fast leeres Schlachtfeld auf den Schleimhautoberflächen zurückbleibt, wird dieses zuerst wieder von Keimen besiedelt, die in der Nähe in ihren Verstecken und Schlupfwinkeln überleben konnten. Raten Sie einmal, welche Keime das sind ? Natürlich die - facultativ - anaeroben Bakterien, die Bakterien also, die auch ohne Sauerstoff überleben können. Sie leben in den Tiefen von Zahnfleischtaschen, Mandelkrypten oder zwischen den Zungen-papillen. Und gerade diese Bakterien sind die Hauptverursacher von Mundgeruch! Die guten Bakterien, welche die desinfizierende Spülung ja fast alle erwischt hat, haben es später schwer, wieder einen Platz auf der „Wiese" Schleimhaut zu finden.

Deshalb rate ich zu Mundwasser nur, wenn eine normale Mundhygiene, zum Beispiel bei Verletzungen im Mundraum, nicht möglich ist oder bei oberflächlichen geschwürigen Infektionen der Schleimhäute.

Mundspül- und Gurgellösungen

Wer sich dennoch ohne Mundwasser nicht sicher fühlt und zu einem wichtigen Gesprächstermin mit frischen Atem erscheinen will, dem seien folgende Mundwasser bzw. Mundspüllösungen empfohlen. Diese wirken von 30 Minuten bis zu mehreren Stunden. Die einen hemmen den Stoffwechsel der geruchsbildenden Bakterien, sie wirken bakteriostatisch. Die anderen Mittel töten die Bakterien ab, sie sind bakterizid.

Die Wirkstoffe wirksamer Mundspüllösungen

Die folgenden Wirkstoffe neutralisieren flüchtige Schwefelverbindungen oder sie hemmen das Wachstum der Bakterien, die jene produzieren.

Chlorhexidin

Kunststofffüllungen und auch der Fadenpapillen der Zunge. Diese Verfärbungen bilden sich nach Beenden der Therapie zurück bzw. sie können wegpoliert werden.

Chlorhexidin ist eine wirksame Waffe gegen Zahnbeläge und gegen Mundgeruch, der im Mund selbst entsteht. Chlorhexidin-Moleküle sind positiv geladen und haften elektrostatisch an den negativ geladenen Zellwänden der Schleimhäute, von Bakterien und auch am Zahnschmelz. Eine einzige Spülung genügt, um die Schleimhäute für viele Stunden mit Chlorhexidin zu „beladen", von wo es bis zu 24 Stunden lang in den Speichelfilm abgegeben wird. In niedriger Konzentration wirkt Chlorhexidin bakteriostatisch, das heißt, es hemmt das Bakterienwachstum. Hohe Konzentrationen töten die Bakterien, sie sind bakterizid. Die Wirksamkeit der 0,1%igen Lösung entspricht der Wirksamkeit der 0,2%igen Lösung. Höher konzentrierte Lösungen sind nicht erhältlich ! Eine Anwendung von Chlorhexidin über mehrere Wochen führt zu Braunverfärbungen von Zähnen und In seltenen Fällen können sich die Schleimhäute, vor allem die Zungenspitze, entzünden. Die Anwendung von Chlorhexidin sollte deshalb auf folgende Fälle beschränkt bleiben. Zitat Beipackzettel: *„Zur vorübergehenden Keimzahlverminderung im Mund-raum. Als vorübergehende unterstützende Therapie zur mechanischen Reinigung bei bakteriell bedingten Entzündungen des Zahnfleisches und der Mundschleimhaut. Bei eingeschränkter Mund-hygienefähigkeit."*

Beispiele:
Chlorhexamed®, Corsodyl®, PerioGard®, Frubilurgyl Gurgellösung®, Dentisept®, Chlorhexidindigluconat- Lösung 2%®, Peridex®, Cidegol C®

Hexetidin und Cetylpyridiniumchlorid

Ebenfalls positiv geladene chlorhaltige Substanzen sind Hexetidin und Cetylpyridiniumchlorid (CPC). Es sind Detergentien, also Netzmittel. Netzmittel machen Fette „wasserlöslich", indem sie diese fein verteilen, emulgieren. Detergentien besitzen Stoffe gleichzeitig wasser*abweisende* und wasser*bindende* Atomgruppen in ihren Molekülen. Die wasserab-weisenden Molekülteile lagern sich an die Bakterienzellwand an und zerstören diese. Hexetidin wirkt in einer Verdünnung von 0,1% nach 10 Minuten bakterizid, die Wirkung erstreckt sich aber hauptsächlich auf gram-positive Bakterien.

(Anm.: Die wichtigste Methode, Bakterien zu unterscheiden, ist die Gramfärbung. Bakterien mit einer dicken Zellwand halten beim Entfärben den vorher zugefügten blauen Farbstoff zurück, sie sind gram-positiv. Bei Bakterien mit dünnen Zellwänden kann der blaue Farbstoff ausgewaschen werden, die Bakterien werden anschließend mit rotem Farbstoff nach-gefärbt. Die roten Bakterien nennt man gram-negativ). Gram-positive Bakterien sind in Bezug auf Mundgeruch meistens die „guten Bakterien, sie verursachen kaum Mundgeruch ! Die biologische Wirkung von Cetyl-pyridiniumchlorid wird durch gleichzeitigen Gebrauch von Zahncreme teil-weise inaktiviert. Außerdem können hohe Konzentrationen von Cetyl-pyridiniumchlorid die Schleimhautzellen zerstören.

Beispiel: Hexetidin: Doreperol$^®$, Hexoral$^®$, Givalex$^®$ Lösung
Beispiel: Cetylpyridinium: Scope$^®$

Triclosan

Das Phenol Triclosan ist ein sehr wirksames Desinfektionsmittel, das überall im Haushalt aber auch zur Haltbarmachung von Plastikspielzeug verwendet wird. In neuerer Zeit wurden beim längeren Gebrauch von Triclosan genetische Veränderungen (= Mutationen) von Bakterien beobachtet mit der Folge der Bildung resistenter Bakterienstämme. Gegen diese „Super"-Bakterien ist Triclosan nun nicht mehr wirksam ! Triclosan gehört zur Gruppe der chlorierten aromatischen Kohlenwasserstoffe und hat eine ähnliche Molekülstruktur wie die giftigsten Chemikalien der Welt, die chlorierten Dioxine, Furane und PCB´s (= polychlorierte Biphenyle). Bei der Herstellung chlorierter aromatischer Kohlenwasserstoffe können immer auch Dioxine entstehen, welche die erwünschten Produkte möglicherweise verunreinigen !

Beispiele: Colgate Total$^®$ (= Zahncreme gegen Mundgeruch), Plax$^®$

Ätherische Öle - wirksam gegen Bakterien und Pilze

Einige Mundspüllösungen enthalten ätherische Öle (meistens Phenole !). Manche Autoren behaupten, die Wirksamkeit dieser Lösungen beruhe auf der desinfizierenden Wirkung des Alkohols, in dem diese Öle gelöst sind. Dabei verkennen diese Ärzte, dass viele ätherische Öle selbst sehr starke desinfizierende Wirkung haben.
Ein weiterer Vorteil der ätherischen Öle ist ihre Tiefenwirkung. Die flüchtigen Anteile der Öle (deshalb kann man sie auch riechen) dringen auch in feinste Furchen (z.B. Zahnfleischtaschen) und Poren ein. Dort kommen normale Chemikalien nicht hin.

Am wirksamsten sind folgende ätherischen Öle (s. auch Hausmittel)

- **Thymol (= Thymianöl)**
  stark antibakteriell, wirkt auch gegen Pilze und Spulwürmer
- **Eugenol (= Nelkenöl)**
  Nelkenöl wird in der Zahnmedizin heute noch in Kombination mit
  Zink-oxid zur Beruhigung des Zahnnervs (schmerzlindernde
  Wirkung) und zur Desinfektion des nervnahen Zahnbeins bei tiefer
  Karies benutzt.
- **Eucalyptol (= Eukalyptusöl)**
  stark antibakteriell und antiviral (= gegen Viren), schleimlösend
- **Menthol (= Pfefferminzöl)**
  stark antibakteriell und antiviral
- **Teebaumöl**
  das in Westeuropa erst in den letzten Jahren entdeckte
  „Wundermittel"
  des australischen Teebaumes ist stark antibakteriell und äußerst
  wirksam gegen Candida-Pilze
- **Wacholderöl**

Beispiele:
Salviathymol® N Flüssigkeit
Zus.: Salbeiöl 2 mg, Eucalyptusöl 2 mg, Pfefferminzöl 23 mg, Zimtöl 2 mg, Nelkenöl 5 mg, Fenchelöl 10 mg, Anisöl 5 mg, Levomenthol 20 mg, Thymol 1 mg

Parodontal F 5® med Lösung
Zus.: 100 g enth.: Phenylsalicylat 0,5 g, Thymol 0,36 g, Minzöl 0,5 g, Eugenol 0,25 g, Nelkenöl 0,25 g, Dalmatinisches Salbeiöl 0,5 g weit. Bestandteile: Ethanol Natriumfluorid, Macrogol-1500-glyceroltriricinoleat (Cremophor EL). *Japanisches Heilpflanzenöl®, Teebaumöl und Manuka-Öl etc.*

Sanguinarin (Alkaloid der Kanadischen Blutwurzel)

Alkaloide sind pflanzliche Giftstoffe. Sanguinarin wirkt gegen gram-positive und gegen gram-negative Bakterien, indem es deren Enzyme hemmt und die Vergärung von Kohlenhydraten (= Glycolyse) verhindert. Meist sind den Sanguinarin-Präparaten auch Zinksalze zugesetzt, die deren Wirkung verstärken. Sanguinarin in großen Dosen bewirkt eine vorübergehende starre Lähmung der Muskeln.

Zinkchlorid, Zinkcitrat, Zinksulfat

Metall-Ionen sind positiv geladen. Sie werden elektrostatisch an die negativ geladenen Zelloberflächen von Schleimhaut und Bakterien gebunden. Dadurch bleiben sie lange im Mund. Einige Metall-Ionen sind sehr wirksame Desinfektionsmittel (Silber, Kupfer, Zink, Zinn). Zink hemmt den bakteriellen Abbau von Zuckern (= Glycolyse) und bringt den bakteriellen Stoffwechsel zum Erliegen. Die Bakterien wachsen und vermehren sich nicht mehr. Daneben wandelt Zink die flüchtigen übelriechenden Schwefel-verbindungen in geruchlose Verbindungen um. Die Wirkung hält bis zu drei Stunden an.

Beispiel: Listerine Tartar®

Zink ist heute auch Bestandtteil einiger Zahnpasten.
Beispiele: Dr. Best Vitalkomplex®, Sensodyne F®, PerioGard Plus®, Blend-a-med classic®, Mentadent C intensiv®

Chlordioxid

Chlor oder Chlor freisetzende Substanzen werden seit Langem zur Desinfektion des Trinkwassers verwendet. Chlordioxid macht flüchtige Schwefelverbindungen unschädlich, indem es diese oxidiert. Die Wirkung kann bis zu acht Stunden anhalten.

Beispiel : Oxyfresh®

Wasserstoffperoxid (H2O2)

Nur kurzfristig ist die Wirkung von 3%igem Wasserstoffperoxid. Der Sauerstoff verbrennt (= oxidiert) nur die Bakterien, die auf den Schleim-hautoberflächen siedeln.

Natriumbikarbonat

Natriumbikarbonat, Backpulver, neutralisiert flüchtige, übel riechende Fett-säuren. Die Wirkung ist nur von kurzer Dauer.

Beta-Ionone, Alpha-Ionone

Die Geschmacksstoffe der Tomate haben in Kombination mit Zinkchlorid eine gute geruchsbindende Wirkung (s. Hausmittel)

Alkohol

Die meisten Mundwässer enthalten Alkohol. Zum einen als Konservierungsmittel, zum anderen, weil Alkohol die Bakterien im Mund töten soll. Dabei wird vergessen, dass Alkohol, die Schleimhäute austrocknet und so die beschleunigte Verflüchtigung übelriechender Dämpfe erst ermöglicht. Der Feuchtigkeitsfilm auf den Schleimhäuten verhindert ja das Entweichen flüchtiger Geruchsstoffe in die Atemluft ! Aus den oben genannten Gründen sollte Mundwasser niemals regelmäßig genommen werden !

Wichtig:

Da Mundspüllösungen nicht durch einen dicken Zungenbelag oder durch Zahnbelag (= Plaque) dringen können, immer *vorher* die Zähne putzen und *vorher* die Zunge reinigen. Ausnahme: Einige Mundspüllösungen lösen die Beläge von den Zähnen und sollen daher *vor* dem Zähneputzen benutzt werden (z.B. Plax$^{®}$). Ich würde jedem raten, sich sehr gut zu überlegen, ob er den Teufel (= Mundgeruch) mit dem Belzebub (= Chemie) austreiben will. Studien an der Uniklinik Eppendorf in Hamburg haben gezeigt, dass Mundspüllösungen eine größere Giftwirkung auf die Schleimhäute haben als reiner Alkohol. Die Frage, ob ihr Dauergebrauch beim Menschen Krebs erzeugen kann, ist noch unbeantwortet.

Empfehlenswerte Zahnpasten

Natürlich kann man die Zähne auch ohne Zahnpasta putzen. Zahnpasta erleichtert aber durch die darin enthaltenen Schmirgelstoffe die Reinigung der Zahnoberflächen. Fluoridhaltige Zahnpasten sind karieshemmend, indem Fluor-Ionen in den Zahnschmelz eindringen und diesen so „härten". Im Prinzip sollte man darauf achten, dass eine Zahnpasta nicht zu sehr schäumt, weil die für den Schaum verantwortlichen Detergentien das Zahnfleisch auflockern, was die Einnistung von Bakterien im Zahnfleisch erleichtert und so zu Zahnfleischentzündungen führen kann.

Ob mit oder ohne Zahncreme, wichtig ist, dass alle Zahnflächen gründlich gereinigt werden. Die richtige Zahnputztechnik zeigt das **Video: „Die Richtige Mundhygiene und Zahnpflege"** (20 Minuten, € 9,80)

Pillen und Kaugummi gegen Mundgeruch

Neben Pillen, die lediglich den Geruch überdecken, hierzu gehören z.B. alle Pfefferminz-Lutschpastillen (z.B. TicTac®; Odol nice®), gibt es Kautab-letten, die durch die Freisetzung von Sauerstoff anaerobe Keime abtöten können (z.B. Desaquick forte®). Die letzteren können die anaeroben Keime auf dem Zungenrücken für einige Stunden in Schach halten. Kaugummi ohne besondere Zusätze hat zumindest einen Spüleffekt, indem durch das Kauen die Speichelbildung angeregt wird. Durch den Speichel werden Bakterien und Nahrungsreste von Zähnen und Zunge weggespült. Leute, viele Fernfahrer, die den ganzen Tag über Kaugummi kauen, haben extrem glatte Zähne ! Pfefferminzgeschmack, den Sie selbst *schmecken*, bedeutet nicht, dass Ihr Gegenüber nicht etwas ganz anderes *riecht* ! Aber auch Pfefferminz-Dragées können Nebenwirkungen haben (s.u.) und ständiges Kaugummikauen kann zu verstärkter Magensäurebildung führen.

Zunge

Die Ärzte früherer Jahrhunderte, auch noch viele ältere Kollegen, ließen und lassen sich zur Diagnose von ihren Patienten die Zunge zeigen. In der traditionellen chinesischen Medizin gehört die Zungendiagnose neben der Pulsdiagnose zu den wichtigsten Untersuchungen. Während der Puls kurzfristigen Schwankungen unterworfen sein kann, zum Beispiel
wird er bei Aufregung und Anstrengung schneller, „lügt die Zunge niemals". Viele chronische Krankheiten kann man an der Zunge erkennen. Auch lassen sich die Krankeitsverläufe, Besserung oder Verschlimmerung, gut an der Zunge ablesen. Auf der Zunge entsprechen bestimmte Areale den verschiedenen Organen. Farbänderungen, Furchen, Risse, Beläge oder fehlende Beläge in diesen Arealen hängen direkt mit Erkrankungen der zugehörigen Organe zusammen.

Zungenbelag - Spiegel der Verdauung

Auch eine normale Zunge, die Zunge eines gesunden Menschen, weist einen dünnen, weißlichen Zungenbelag auf. Dieser normale Zungenbelag wird aus den verhornten Spitzen der Fadenpapillen gebildet. Die Faden-papillen sind winzige Ausstülpungen der Zungenschleimhaut, die wie Grashalme auf der Zungenoberfläche einen dichten "Rasen" bilden. Ihre verhornten Spitzen kann man gut mit der verdorrten Spitze eines Gras-halmes vergleichen. In der traditionellen chinesischen Medizin (TCM) ist der Zungenbelag ein Nebenprodukt der Verdauung.

Die Dämpfe der „Verdauungsküche" Magen und Darm steigen über die Speiseröhre wie durch einen Schlot auf und lagern sich auf der Zunge ab. Neben Magen und Darm haben in der TCM auch Leber, Gallenblase, Milz, Lungen und Nieren Einfluß auf den Zungenbelag. Unabhängig von seiner Entstehung läßt der Zungenbelag immer auf die Stärke oder Schwere einer Erkrankung schließen. Je dicker ein weißer oder gelber Belag ist, desto schwerer ist der krankmachende Faktor (Entzündung etc.), der auf ein Organ einwirkt. Wird der Belag braun oder gar schwarz, liegt in der Regel eine sehr ernste Erkrankung vor. Auch das gänzliche Fehlen des Zungen-belags wird als ernst gedeutet.

Zungenreinigung - nicht nur gegen Mundgeruch

In der altindischen Medizinlehre des Ayurveda gehört die Zungenreinigung traditionell zum täglichen Reinigungsritual. Auch Napoleon hatte auf seinen Feldzügen immer eine Bürste zur Zungenreinigung dabei.

Vom Mund gleitet die Nahrung über die Speiseröhre in den Magen und von dort in den Darm, über die Nase gelangt die Atemluft in die Luftröhre und über die Bronchien in die Lungen. Nase und Mund bilden also die Pforten zum Inneren unseres Körpers. Krankheitskeime (z.B. Grippeviren, Bakterien, Parasiten), die Mund, Nase und Rachen passieren können, haben freien Zugang in unsere inneren Organe, wo sie Infektionen auslösen können. Zum Schutz vor eindringenden Keimen hat unser Körper um die Eintrittspforten Mund und Nase herum "Wachtposten" stationiert: die Mandeln. Die Mandeln sind Ansammlungen lymphatischer Zellen, die der Abwehr pathogener Keime dienen. Der sogenannte lymphatische Rachenring besteht aus den Gaumenmandeln und der Zungenmandel am Ausgang der Mundhöhle in den Rachen, der Rachenmandel am Ausgang der Nase zum Rachen, den Seitensträngen auf beiden Seiten des Rachens und lymphatischen Zellhaufen, die verstreut in die Rachenhinterwand eingebettet sind. Oft ist eine Infektion, eine Erkrankung durch Keime, nur dann möglich, wenn eine genügend große Anzahl von Keimen in den Körper gelangt. Kleinere Viren- oder Bakterien-„Stoßtrupps" werden tagtäglich noch auf den Schleimhäuten von Speiseröhre, Luftröhre und Bronchien von unseren Abwehrzellen abgefangen und vernichtet. Nur größere Keimzahlen sind also in der Lage eine Infektion auszulösen.

Die *tägliche* Reinigung der Zunge aber vermindert wirksam die Zahl *aller* Keime, die in die Speiseröhre und auch in die Luftröhre gelangen können. Die Zungenreinigung ist deshalb eine *wirksame Vorbeugung* gegen Grippe und Erkältungskrankheiten. Zur Zungenreinigung kann man eine normale Zahnbürste benutzen oder aber einen speziellen Zungenschaber. Ich bevorzuge die Zahnbürste (2. Zahnbürste für die Zungenreinigung)

Die richtige Zungenreinigung

Man setzt die Zahnbürste mit der *flachen* Seite so weit wie möglich hinten auf und schrubbt den Zungenbelag in Zickzack-Bewegungen nach vorne ab. Das Bürsten mit den Borstenspitzen könnte die Zungenschleimhaut verletzen. Das Ganze wird zwei bis dreimal wiederholt, dann wird mit Wasser ausgespült. Dann das Gleiche noch einmal, bis sich kein Belag mehr ablösen läßt. Die gesamte Prozedur dauert für den Geübten weniger als eine halbe Minute. Wer einen wichtigen Termin hat und ganz sicher vor Mundgeruch sein will, kann vorher die Zungenbürste in Chlorhexetidin tauchen. Obwohl nur die Fadenpapillen echten Zungenbalg bilden, kann vom Geübten - der keinen Würgereiz mehr hat - auch die Zungenmandel mit gereinigt werden.

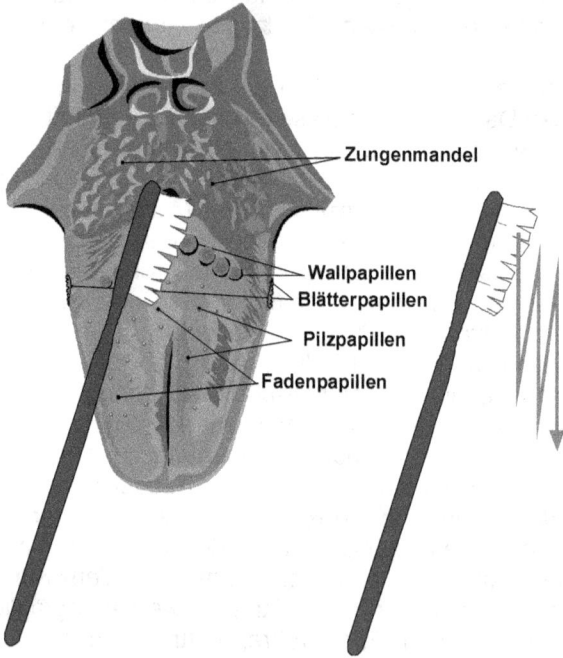

Zungenmandel

Wallpapillen
Blätterpapillen
Pilzpapillen
Fadenpapillen

Symptom: Zungenbrennen

Eine brennende Zunge kann das erste Symptom eines Vitamin- oder Mineralstoffmangels sein. Neben der Zungen- und Mundschleimhaut sind meistens auch die Schleimhäute des Magen-Darm-Traktes betroffen. Da entzündete Schleimhäute gerne von pathogenen Keimen besiedelt werden, wird Zungenbrennen manchmal, aber nicht zwingend, von Mundgeruch begleitet. Ein Mangel an diesen Mineralstoffen und Vitaminen kann von Zungenbrennen begleitet sein...

- Ein Eisenmangel äußert sich vor allem durch chronische Müdigkeit, fahle, spröde Haut und Einrisse der Mundwinkel. Besonders Frauen sollten bei diesen Symptomen an einen Eisenmangel denken. Beim Plummer-Vinson-Syndrom ist die Schleimhaut von Zunge, Mund, Speiseröhre und Magen durch den Eisenmangel geschädigt. Die Zunge ist glatt, feuerrot und ganz ohne Belag ! Da die Speiseröhre ebenfalls betroffen ist, schmerzt sie beim Schlucken.
- Ein Mangel der fettlöslichen Vitamine A, D und E kann besonders bei einer Störung der Fettverdauung auftreten. Ein wichtiges Symptom sind die lehmfarbenen Fettstühle, die klebrige Spuren an der WC-Schüssel hinterlassen.
- Frühzeichen eines Vitamin-B12-Mangels ist eine blasse und brennende Mundschleimhaut. Ein gravierender Vitamin-B12-Mangel führt zur perniziösen Anämie. Die glatte, bleigraue, belaglose Zunge hat hochrote Flecke. Ein Vitamin-B12-Mangel kann durch eine chronische Gastritis verursacht werden (s.u. Vitamine).
- Auch ein Vitamin-B2-Mangel und ein Mangel an Nicotinsäureamid kann Anlaß für Zungenbrennen sein.

Eine mysteriöse Erkrankung, die meistens bei Frauen vor den Wechseljahren auftritt, ist das Sjögren-Syndrom. Bei dieser Erkrankung bilden sich die Speicheldrüsen, die Tränendrüsen und auch die Schweißdrüsen zurück. Die Folge sind trockene Augen, ein trockener Mund und eine brennende, trockene Zunge, die im Verlauf der Erkrankung wie lackiert aussieht, weil keine Beläge mehr vorhanden sind. In jedem Fall sollte die Ursache eines Zungenbrennens immer ärztlich abgeklärt werden.

Zungenmandel

Die Zungenmandel (= tonsilla lingualis) liegt hinter den Wallpapillen am Zungengrund. Sie ist auch bei weit herausgestreckter Zunge nicht direkt einsehbar. Die Zungenmandel hat eine ähnliche Struktur wie die Gaumenmandeln (s.u.). Auch die Zungenmandel hat mehr oder weniger tiefe Furchen (= Krypten), in denen Speisereste und Zellabschilferungen liegen bleiben und sich zersetzen können. In einer vergrößerten Zungenmandel können sich käsig riechende Mandelsteinchen (s.dort) bilden. Die Zungenmandel wird bei der Suche nach der Ursache des Mundgeruches oft übersehen !

Mißbildungen von Mund und Nase

Hasenscharte

Menschen mit einer Hasenscharte (= Lippen-Kiefer-Gaumenspalte) leiden häufig unter chronischen Entzündungen der Nasennebenhöhlen. Da bei diesen angeborenen Defekten die Knochen- und Knorpelgerüste von Gaumen und Nase fehlgebildet sind, ist die Belüftung der Nasennebenhöhlen und der Sekretabfluß aus ihnen oft unzureichend. Die Folge ist häufig eine Besiedlung dieser Hohlräume mit anaeroben Bakterien (= Bakterien, die durch Sauerstoff abgetötet werden) und Mundgeruch. Da Lippen-Kiefer-Gaumenspalten heute meistens schon beim Säugling operativ korrigiert werden, besteht immer die Gefahr, dass durch die Operation unbeabsichtigt Schleimhauttaschen gebildet werden. Diese Schleimhauttaschen können später Schlupfwinkel für geruchsprodu-zierende Bakterien darstellen. Es wäre auch nicht das erste Mal, dass nach einer Operation Fremdkörper, z.B. Gazestreifen, Tupfer etc., in den Wunden verbleiben, die später Grund für chronischen üblen Geruch aus Mund bzw. Nase sein können.

Rachen

„Polypen"

Bei Kindern versteht man unter Polypen die vergrößerte Rachenmandel am Rachendach gleich hinter dem Nasenausgang. Diese Mandel kann so groß werden, dass sie den hinteren Nasenausgang (= die Choanen) völlig verlegt. Das Nasensekret, kann so nicht mehr über den Rachen abfließen und staut sich in der Nase. Sekretstau und schlechte Belüftung können zu einer Veränderung der Mikroflora führen. Die überwuchernden anaeroben Keime können schlechten Atem aus Nase und Mund verursachen. Kinder mit einer vergrößerten Rachenmandel sehen oft müde aus und haben immer den Mund offen. Von fremden Menschen oder sogar vom eigenen Lehrer werden diese Kinder wegen ihres "doofen" Gesichtsausdruckes oft für geistig behindert gehalten ! Tatsächlich ist ihr Konzentrationsvermögen wegen der behinderten Nasenatmung oft deutlich herabgesetzt. Die Rachenmandel bildet sich normalerweise bis zur Pubertät zurück.
Beim Erwachsenen sind Polypen schleimige, tropfenförmige und gestielte Gewebsneubildungen, die sich auf einen Entzündungsreiz hin gebildet haben.

Sie hängen dann wie Schleimtropfen aus einer Nebenhöhle der Nase heraus und verlegen so deren Ausführungsgang (s. Sinusitis). Die derart von der Außenwelt abgeschotteten Nebenhöhlen stellen Schlupfwinkel und Nischen für schädliche Bakterien dar, die dann auch Mundgeruch verursachen können.

Tornwaldtsche Krankheit

Bei der Tornwaldtschen Krankheit (= Bursa pharyngea) findet der HNO-Arzt mit dem Endoskop eine anatomische Besonderheit, eine Tasche oder Zyste in der Mitte des Rachendaches. Diese Schleimhauttasche kann sich mit abgestorbenen Zellen füllen. Der Zellschutt unterliegt der Fäulnis und kann einen üblen Geruch verströmen. Die Therapie besteht in der chirurgischen Entfernung der Rachentasche.

Chronische Mandelentzündungen

Die Gaumenmandeln befinden sich in von je zwei Schleimhautfalten gebildeten Schleimhautbuchten rechts und links des Zungengrundes. Die Mandeln dienen der Abwehr von Krankheitskeimen.

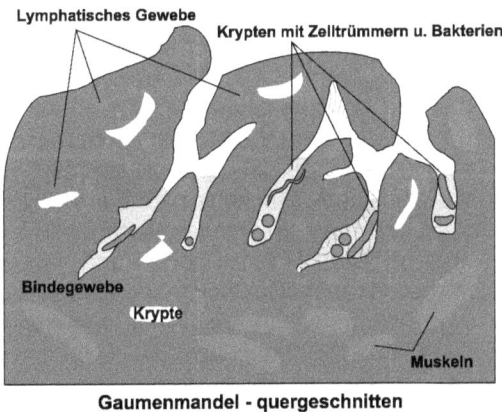

Gaumenmandel - quergeschnitten

Mandelgewebe besteht vor allem aus Abwehrzellen, die sich im lymphatischen Gewebe versammeln. Die tiefen Furchen der Mandeln, Krypten, sind röhrenförmige gewundene Einstülpungen, die sich von der Mandeloberfläche bis tief in das Mandelgewebe ziehen.

Leicht können sich in diesen tiefen Einstülpungen Nahrungsreste und abgestorbene Zellen ansammeln. Sie verrotten und verklumpen in den Krypten. Von Zeit zu Zeit lassen sich diese oft überriechende Sekretpfropfen mit dem Finger oder mit einem Zungenspatel ausdrücken. Bei der Therapie einer chronischen Mandelentzündung (= Tonsillitis) machen Antibiotika-Behandlungen in der Regel wenig Sinn. Besser ist dann die operative Entfernung der Gaumenmandeln. Es kann auch versucht werden, die Krypten mit einem Lasergerät zu veröden.

Dabei wird das Gewebe der Mandelkrypten mit dem Laserstrahl oberflächlich abgetragen, verdampft, und die Krypten so abgeflacht. Die Prozedur wird ambulant und in lokaler Betäubung durchgeführt. Vorsicht: Bei chronischen Mandelentzündungen sind häufig gefährliche Streptokokken beteiligt. Diese können, wenn sie in die Blutbahn gelangen, zu Rheuma, Nieren- und Herzinnenhautentzündungen führen !

Mandelsteinchen

Manchmal bilden sich in den Mandelkrypten kleine „verkalkte" Bröckelchen, sogenannte Tonsillolithen (= Mandelsteinchen). Diese Gebilde verströmen, zerreibt man sie zwischen den Fingern, einen üblen, oft käsigen Geruch. Eine chronische Mandelentzündung kann auch dann Mundgeruch verursachen, wenn kein Sekret oder Tonsillolithen in den Krypten sichtbar sind. Rein äußerlich sehen auch chronisch entzündete Mandeln manchmal fast normal aus. Sie sind nicht gerötet und nicht geschwollen.

Chronische Rachenentzündungen

Eine ständig trockene oder entzündete Rachenschleimhaut (= Pharyngitis)
kann je nach Bakterienbesiedlung auch zu Mundgeruch führen. Ursachen sind Mundatmung, chronische Mandelentzündung, Nasensekretabfluß über den Rachen (= postnasal drip) oder ein Vitamin- und/oder Eisenmangel. Frauen haben in den Wechseljahren manchmal einen brennenden Hals (= Rachen). Auch ein Diabetes, die Zuckerkrankheit, kann zu einer chronischen Rachenentzündung führen. Bei einer Entzündung des Rachens hat man ein wundes Gefühl im Hals. Manche Menschen glauben, einen Kloß im Hals zu haben und müssen ständig räuspern. Gelegentlich treten auch Schluckbeschwerden auf. Auffällig sind hellrote, geleeartige "Häufchen" in der Rachenhinterwand oder gerötet, wulstig verdickte Schleimhäute an den Seiten des Rachens, die Seitenstränge. Man spricht dann von einer Seitenstrangangina. Wenn sonst keine Ursachen feststell-bar sind, sollten zur Therapie chronischen Rachenentzündungen vor allem die Schleimhäute feucht gehalten werden. Spülungen mit Emser Salz (Nasenspülung und/oder Gurgeln) sind dabei sehr hilfreich. Dabei immer auf die richtige Salzkonzentration achten (s. Beipackzettel). Falsch konzentrierte Salzlösungen reizen die Schleimhäute. Wenn man kann, sollte man im Urlaub wegen der feuchten salzhaltigen Luft ans Meer fahren. Zu Hause, besonders im Winter bei trockener Heizungsluft, leistet ein Luftbefeuchter gute Dienste. Ist herablaufendes Nasensekret die Ursache für eine chronische Rachenentzündung, müssen die Nasennebenhöhlen untersucht werden. Dass auch Rauchen schädlich ist, weiß wohl jeder selbst.

Nase und Nasennebenhöhlen

Anatomie und Funktion der Nase

Wichtige anatomisch Strukturen sind die Nasenmuscheln (= Conchae nasales) mit den dazwischenliegenden Nasengängen, die Nasenscheide-wand (= Septum nasi, Nasenseptum), die Ausführungsgänge der Nasen-nebenhöhlen (= Ostien) und der Bezirk der Riechschleimhaut (= Regio olfactoria).

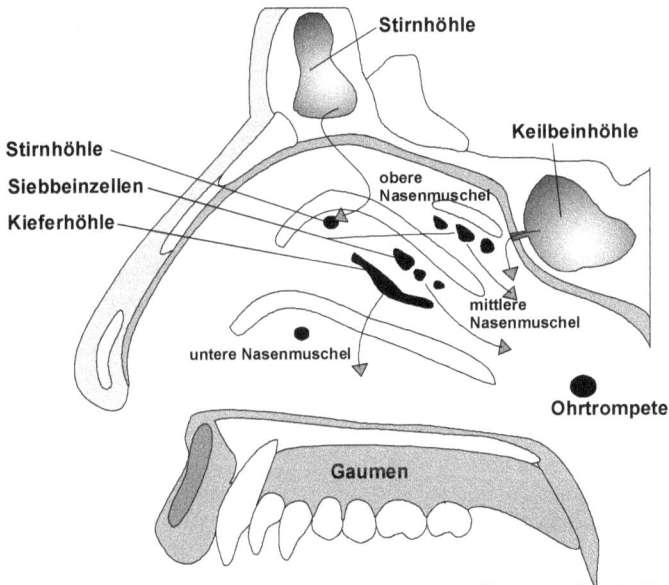

Ausführungsgänge und Sekretströme der Nasennebenhöhlen

Die Nase hat im wesentlichen vier Aufgaben.

- die Nase soll die Atemluft anfeuchten und anwärmen (auf 30-34° !)
- die Nase soll schädliche Partikel (Stäube, Allergene und Keime) aus der Atemluft herausfiltern und so die Atemluft reinigen
- die Nase ist *das* Riechorgan des Menschen
- die Nase ist Resonanzraum bei der Stimmbildung (Laute: m; n; ng)

Für diese Aufgaben ist eine gut funktionierende Nasenschleimhaut die wichtigste Voraussetzung. Die Nasenmuscheln vergrößern die Schleim-hautoberfläche der inneren Nase.
Sie wirken wie Heizkörper, welche die an ihnen vorbei strömende Atemluft erwärmen. Gleichzeitig gibt eine gesunde feuchte Schleimhaut Wasser-dampf an die Atemluft ab.

Die Zellen der Nasenschleimhaut tragen winzige Geißeln, Zilien. Die Zilien befördern das Nasensekret wie auf einem Transportband in Richtung Rachen. Eine länger anhaltende Behinderung der Nasenatmung oder eine gewohnheitsmäßige Mundatmung führt zu tiefgreifenden Veränderungen der Nasenschleimhaut. Fehlt der Feuchtigkeitsfilm auf der Nasenschleim-haut können sich die Zilien, die sich im Schleimfilm wie Algen auf dem Meeresgrund hin und her wiegen, nicht mehr bewegen, der Schleim-transport kommt zum Stillstand. Der gestaute Schleim verarmt an Sauer-stoff, was zu einer Besiedlung mit anaeroben und pathogenen Keimen (Bakterien und Pilze) führen kann.

Entzündungen der Nasenschleimhaut

Alle Entzündungen der Nasenschleimhaut (= Rhinitis), vor allem lange dauernde und chronische Entzündungen, können zu einer Veränderung der Bakterienflora der Nasenschleimhaut und so auch zu Mundgeruch bzw. zu Geruch aus der Nase führen. Die dahinter liegenden Mechanismen sind:

- die erhöhte Schleimproduktion der entzündeten Schleimhaut
- die Behinderung des Abflusses der Schleimmassen
  durch die geschwollene verdickte Nasenschleimhaut

Die chronische Rhinitis

Eine chronische Entzündung der Nasenschleimhäute kann viele Ursachen haben...

- **Heuschnupfen**
  Ist die Nasenschleimhaut saisonal entzündet und reagiert allergisch auf Blütenpollen von Gräsern, Sträuchern und/oder Bäumen, spricht man vom Heuschnupfen (= Rhinitis allergica).
- **Hausstauballergie**
  Eine ganzjährige Allergie liegt bei der Hausstaub- oder Tierhaarallergie vor. Die Mechanismen sind dieselben wie beim Heuschnupfen.
- **Übersensible Nasenschleimhaut**
  Nicht wenige Menschen haben eine überempfindliche Nasen-schleimhaut, die schon bei den geringsten Reizen, zum Beispiel bei Zugluft oder bei chloriertem Schwimmbadwasser mit einer Anschwellung reagiert.
- **Nasenschleimhautentzündung durch Medikamente**
  Auch Medikamente können eine chronisch entzündete Nasenschleimhaut verursachen.

Chronisch verdickte Nasenmuscheln

Chronische Schleimhautentzündungen oder eine verbogene Nasenscheidewand führen über Jahre oft zu chronisch verdickten Nasenmuscheln. Diese lassen sich auch mit Medikamenten, mit Nasentropfen, nicht mehr abschwellen. Füllen die Nasenmuscheln die Nasengänge weit aus, ist die Nasenatmung erheblich eingeschränkt. Mitunter entstehen sauerstoffarme Bereiche, in denen sich eine veränderte Bakterienflora entwickeln und auch vermehren kann.

Nasenpolypen

Eine andere Folge chronisch entzündeter Schleimhäute der Nase oder der Nasennebenhöhlen sind Polypen. Nasenpolypen sind gestielte tropfen-förmige, Wucherungen der Nasenschleimhaut. Polypen können die Nasenatmung behindern und verhindern, dass das Nasensekret vollständig abtransportiert wird. Dies hat Auswirkungen auf die Zusammensetzung der Bakterienflora, die sich vom stagnierenden Nasenschleim ernährt. Die Therapie bei Nasenpolypen besteht in ihrer operativen Entfernung.

„Postnasal drip"

Bei einer chronisch entzündeten Nasenschleimhaut ist die Schleimbildung vermehrt. Beim Gesunden wird das dünnflüssige, glasklare Nasensekret, auch über den Rachen abtransportiert. Staut sich das Sekret auf einer entzündeten oder trockenen Schleimhaut, dickt es ein, es wird zäh, schiebt sich über die Rachenschleimhaut und tropft auf den Zungenrücken, Dort dient es der Bakterienflora als Nahrung. Diese zähen sichtbaren „Schleim-straßen" im Rachen nennt man „postnasal drip" (= tropfende hintere Nase). Er ist Ursache für eine ständig belegte Zunge und oft auch für Mundgeruch. Dabei verläuft oft eine scharfe Grenze zwischen dickem Zungenbelag auf dem hinteren Zungendrittel und dünnem normalen Zungenbelag auf der vorderen Zunge.

Ozäna oder Stinknase

Eine seltene, für die Betroffenen aber äußerst unangenehme Erkrankung, ist die Ozäna oder Stinknase (= Rhinitis atrophicans). Ursache der Ozäna ist eine verkümmerte Nasenschleimhaut, die sich in extremer Trockenheit der Schleimhäute und starker Borkenbildung äußert. Die Flimmerhärchen, die den Nasenschleim normalerweise abtransportieren, sind zerstört. Der Schleim bleibt in der Nase liegen. Die Betroffenen - meistens Frauen - haben sehr weite Nasengänge und dennoch immer das Gefühl, eine verstopfte Nase zu haben. Da auch die Riechnerven verkümmert sind, riechen die Betroffenen den eigenen Gestank nicht !

Die Therapie der Stinknase besteht in der peniblen Reinigung der Nasenhöhlen durch Nasenspülungen mit Salzwasser und Pflege der Nassenschleimhäute mit Fettsalben. Eine zusätzliche Einnahme des Hautvitamins A ist empfehlenswert.

Nasentropfen: Pro und Contra

Abschwellende Nasentropfen bewirken eine Minderdurchblutung der Nasenmuscheln und somit eine „Schrumpfung" der bei einer Entzündung stark mit Blut gefüllten Schleimhaut. Die Sekretbildung wird ebenfalls gedrosselt. Läßt die Wirkung der abschwellenden Nasentropfen nach, reagiert die Nasenschleimhaut vorübergehend mit einer starken Erweiterung ihrer Blutgefäße und so erneut mit einer Anschwellung der Nasenmuscheln. Die Nase ist jetzt noch stärker verstopft als zuvor. Natürlich ist man nun geneigt oder gezwungen die Nasentropfen oder das Nasenspray gleich wieder zu verabreichen. Nimmt man Nasentropfen länger als eine Woche, besteht die Gefahr, dass man von ihnen abhängig wird, weil man *ohne* sie keine „Luft" bekommt. Aus diesem Grund gilt: Abschwellende Nasentropfen und Nasensprays nur für kurze Zeit nehmen!

Nasenspülungen

Nasenspülungen, im Ayurveda Jala Neti genannt, werden in Indien seit Jahrtausenden als Krankheitsvorbeugung eingesetzt. Die Spülungen sollen die Nasenhöhlen von Keimen und Staub befreien. Heute werden sie nicht nur von Yoga-Lehrern, sondern immer häufiger auch von HNO-Ärzten zur Vorbeugung gegen Schnupfen und Grippe und zur Heilung geschädigter Schleimhäute empfohlen.

So geht die Nasenspülung...

Man gibt einen halben Teelöffel Kochsalz in ein 200ml Glas mit lauwarmem Wasser. Viel besser, aber teurer als Kochsalz, ist Ringer-Lösung (s.dort). Mit einer 20ml Plastikspritze (Apotheke) zieht man die Lösung auf und träufelt die Lösung bei schräg nch hinten gehaltenem Kopf in ein Nasenloch ein. Lasse die Lösung ein wenig einwirken und dreht dann den Kopf zur anderen Seite und nach vorne, wo die Spüllösung aus dem Nasenloch herausläuft. Das tue man 2-3 mal und wiederholt die Prozedur mit dem anderen Nasenloch. Danach pustet man jedes Nasenloch vorsichtig in das Waschbecken aus, indem man das andere Nasenloch mit dem Finger zuhält. Da jede *künstliche* Salzlösung auch immer die Schleimhäute etwas reizt, empfehle ich einige Spritzer Kamillosan® in die Nasenspüllösung zu geben. Kamille ist entzündungshemmend und "beruhigt" die Schleimhäute.

Eine andere Methode kommt ohne Hilfsmittel aus...

Man fülle eine breites Gefäß, zum Beispiel einen Topf mit Wasser und gebe Salz (1/2 Teelöffel pro 200 ml) hinein und löse dieses auf. Man schöpft mit beiden Händen Wasser und zieht es langsam durch die Nase hoch. Auch diesen Vorgang einigemal wiederholen. Bei verstopfter Nase zwischendurch immer wieder die Nase auspusten (s.o.).

Sehr wichtig bei der Nasenspülung ist zum einen die richtige Salzkonzentration und zum anderen die richtige Wassertemperatur. Am besten 37 Grad. Eine Schocktherapie der Schleimhäute mit zu kaltem oder zu heißem Wasser kann eine chronische Rhinitis oder trockene Schleimhäute noch verschlimmern. Eine Nasenspülung mit unphysiologischer Spül-flüssigkeit, zu viel oder zu wenig Salz, kann eine Beeinträchtigung der Zilien (= Flimmerhaare der Schleimhautzellen) und so eine Anhäufung von Schleim zur Folge haben.

Seltene Erkrankungen der Nase

Es gibt einige chronische Infektionskrankheiten, die mit Geschwüren an der Nasenschleimhaut einhergehen und so Mundgeruch bzw. Geruch aus der Nase verursachen können. Obwohl diese Erkrankungen heute sehr selten sind, werden sie der Vollständigkeit halber hier erwähnt.

- **Nasen-Tuberkulose**
- **Nasen-Syphilis**
- **Rotz**
- **Blastomykose**

Fremdkörper in der Nase

Kleinkinder stopfen sich gerne Fremdkörper (Glasmurmeln, Papiertücher etc.) in die Nase. Diese Gegenstände werden, wenn man sie nicht rechtzeitig entdeckt und entfernt, von einem Schleimfilm überzogen. Sind die Fremdkörper unter den Nasenmuscheln eingeklemmt, können sie dort über Jahre verbleiben und üblen Geruch aus der Nase oder sogar üblen Körpergeruch verursachen.

Entzündungen der Nasennebenhöhlen

Anatomie der Nasennebenhöhlen

Die Nasennebenhöhlen sind luftgefüllte, mit Schleimhaut ausgekleidete, Hohlräume im Gesichtsknochen mit direkter Verbindung zur Nasenhöhle. Die Nasennebenhöhlen münden über kleine Öffnungen (= Ostien), die sich unter den einzelnen Nasenmuscheln befinden in die Nasenhaupthöhle. Die Ausführungsgänge der Nebenhöhlen liegen leider nicht immer an der tiefsten Stelle der Nebenhöhlen, so dass sich Sekret bis zur Höhe der Ausführungsgänge stauen kann (→ Spiegelbildung auf dem Röntgenbild).

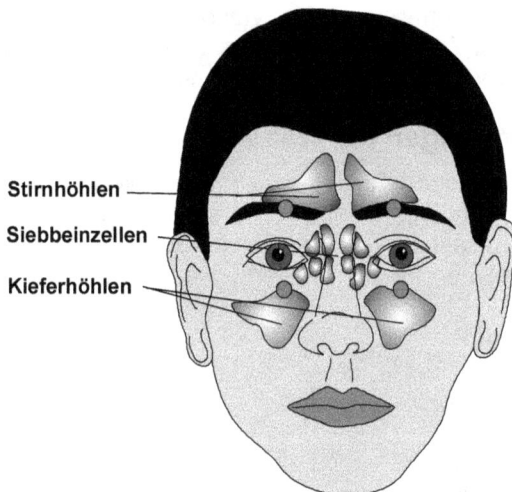

Stirnhöhlen
Siebbeinzellen
Kieferhöhlen

Nebenhöhlen der Nase und ihre Schmerzpunkte

Alle Nasennebenhöhlen sind paarig aber nicht symmetrisch angelegt. Die Ausdehnungen und die Formen der einzelnen paarigen Nebenhöhlen sind so gut wie nie identisch. Manchmal sind die Nebenhöhlen in Kammern unterteilt, manchmal fehlen die Nebenhöhlen auch völlig (zum Beispiel die Stirnhöhlen!). Man unterscheidet folgende Nasennebenhöhlen (s. Abb.)

* die Kieferhöhlen im Oberkieferknochen.
  Oft ragen die Wurzeln der Oberkiefer-Backenzähne in die Kieferhöhle !
* die Stirnhöhlen oberhalb der Augenhöhlen.
* die Keilbeinhöhle(n) am Hinterende der Nase.
* die 6-10 Siebbeinzellen zwischen Nase und Augenhöhlen.

56

Die Aufgaben der Nasennebenhöhlen sind nicht ganz klar. Man vermutet, dass sie den Gesichtsschädel stabilisieren sollen ohne große Gewichts-zunahme des Kopfes. Die Nasennebenhöhlen sind mit normaler Schleimhaut mit Flimmerhaaren zum Sekrettransport ausgekleidet. Die Schleimhaut um die Ausführungsgänge herum enthält gut durchblutetes Schwellgewebe. Bei Reizungen (gechlortes Wasser im Schwimmbad, Zugluft etc.) oder Entzündungen der Nasenschleimhaut schwellen diese Schleimhautbezirke an und behindern den Sekretabfluß aus der betroffenen Nebenhöhle oder machen ihn ganz unmöglich ! Wenn gleich-zeitig auch die Nasenmuscheln, welche ebenfalls solches Schwellgewebe enthalten, anschwellen, ist die Nase „verstopft", obwohl sich kein Sekret ausschneuzen läßt. Das Anschwellen des Schwellgewebes wird durch autonome Nerven gesteuert, die nicht willentlich beeinflußbar sind. Inwieweit auch Hormone an der Steuerung dieses Schwellgewebes beteiligt sind, ist nicht geklärt (verstopfte Nase nach Sex !).

Für die freie aber auch oft trockene Nase bei Anstrengung (auch Sport) oder Stress sind Adrenalin und der Sympathicus-Nerv verantwortlich, welche die Gefäße eng stellen, so dass kein Blut in das Schwellgewebe fließen kann, und welche auch die Produktion des Nasenschleims vermindern. In ruhigen Stunden überwiegt der Parasympathicus-Nerv, der die Nasenmuscheln anschwellen läßt und die Schleimproduktion steigert.

Entzündungen der Nasennebenhöhlen

Da es vier verschiedene Nasennebenhöhlensysteme gibt, können auch vier verschiedene Orte einer Entzündung auftreten. Eine Entzündung der Nasennebenhöhlen nennt man Sinusitis. Man unterscheidet...

* die Entzündung der Kieferhöhle (= Sinusitis maxillaris)
* die Entzündung der Stirnhöhle (= Sinusitis frontalis)
* die Entzündung der Keilbeinhöhle (= Sinusitis sphenoidalis)
* die Entzündung der Siebbeinzellen(= Sinusitis ethmoidalis)

Eine Entzündung aller Nasennebenhöhlen nennt man Pansinusitis.

Die Ursachen einer Sinusitis

Menschen mit engen Nasenhöhlen, mit einer Verbiegung der Nasen-scheidewand oder mit vergrößerten Nasenmuscheln oder Menschen mit Allergien sind bevorzugte Opfer einer Entzündung der Nasennebenhöhlen.

Eine freie Nasenatmung ist Voraussetzung für eine ausreichende Belüftung der Nasennebenhöhlen und für die Tätigkeit der Flimmerhaare, welche das Sekret, das von den Schleimhäuten der Nase und der Nebenhöhlen gebildet wird, in Richtung Rachen befördern.

Eine Entzündung der Nasennebenhöhlen kann immer dann entstehen, wenn der in den Nebenhöhlen produzierte Schleim nicht abfließen kann oder wenn Krankheitserreger von außen in die Nasennebenhöhlen gelangen. Bakterien oder Pilze können aus der direkten Nachbarschaft, der Nasenschleimhaut, in die Nebenhöhlen gelangen. Eine Nebenhöhlenent-zündung, die von der Nase ausgeht, nennt man rhinogene Sinusitis. Bei der rhinogenen Sinusitis dringen Keime aus der Nase in die Nebenhöhlen ein. Eine rhinogene Sinusitis tritt oft als Folgeerkrankung eines Schnupfens oder einer Virusgrippe auf. Die Viren schädigen die Schleimhäute. Daraufhin ändert sich die Zusammensetzung des Nasensekretes. Das Sekret wird zäher, ein Sekretstau baut sich auf. Das zähe Sekret behindert den Gasaustausch der Schleimhaut. Die Schleimhaut entzündet sich. Die entzündete Schleimhaut schwillt an. Die Entzündung begünstigt die Ansiedlung und Vermehrung schädlicher Keime, die Schwellung verhindert die optimale Belüftung der Schleimhautoberfläche, es bilden sich anaerobe Bezirke. Die Entzündungsreaktion der Schleimhaut wird durch die Stoff-wechselprodukte der Bakterien und Pilze noch verstärkt. Die Nasen-muscheln sind nun stark angeschwollen, die Nase ist dicht ! Neben Allergien wie dem Heuschnupfen kann auch eine Überempfindlichkeit gegen Acetylsalicylsäure-Präparate (Aspirin®) oder andere Medikamente die Ursache einer chronischen Nebenhöhlenentzündung sein.

Da nicht selten die Zahnwurzeln der Oberkieferseitenzähne in die Kiefer-höhlen hinein ragen, können auch Keime einer vereiterten Zahnwurzel leicht in die Kieferhöhle gelangen. Bei einer Zahnextraktion kann die dünne Schleimhaut zwischen Kieferhöhlenboden und Zahnwurzel eingerissen werden. Bei größeren Defekten kann die Verbindung zwischen Mundhöhle und Kieferhöhle bestehen bleiben. Über diesen Fistelkanal können ständig Mundkeime in die Kieferhöhle wandern! Eine Sinusitis, die von den Zähnen verursacht wird, nennt man dentogene Sinusitis. Dentogene Entzündungen der Kieferhöhle verursachen einen schlimmeren Mundgeruch (und Nasengeruch) als rhinogene Ursachen.

Verlaufsformen einer Sinusitis

Man unterscheidet drei verschiedene Verlaufsformen einer Sinusitis...

- die akute, plötzlich auftretende, Sinusitis
- die immer wiederkehrende (= rezidivierende) Sinusitis
- die chronische Sinusitis (Sinusitis besteht länger als 2-3 Wochen)

Akute Sinusitis

Akute Entzündungen der Nebenhöhlen treten selten für sich alleine auf. Eine akute Sinusitis entsteht häufig als fortgeleitete Entzündung oder als Komplikation einer Entzündung der Nasenschleimhaut (= Rhinitis) infolge von Verschwellungen im mittleren Nasengang. Gelegentlich kann eine akute Entzündung der Nasennebenhöhlen durch von außen eindringende Keime, z.B. beim Schwimmen in schmutzigem Wasser, auftreten. In seltenen Fällen ist eine akute Sinusitis eine Komplikation eines allgemeinen Infektes oder Zeichen einer allgemeinen Abwehrschwäche (z.B. durch Vitaminmangel, Diabetes etc.).

Die Keime bei einer akuten Sinusitis (nur für Interessierte)

Die häufigsten Erreger, die man bei einer akuten rhinogenen Sinusitis findet, sind die Streptokokken, Keime, die am liebsten in einer Sauerstoffatmosphäre leben (= aerobe Keime). Streptococcus pneumoniae und Streptococcus pyogenes verursachen i.d.R. keinen Mundgeruch !

Die auch unter dem Mikroskop nur schlecht sichtbaren vielgestaltigen (= pleomorphen) Bakterien der Gattung Haemophilus können dagegen Mundgeruch verursachen. Bakterien der Gattung Haemophilus benötigen zum Wachstum und ihrer Vermehrung den roten Blutfarbstoff. Deshalb bevorzugen sie entzündete Schleimhäute, durch die rote Blutkörperchen nach außen „ausschwitzt" werden. Bei einer dentogenen Sinusitis findet man in den Nebenhöhlen bevorzugt anaerobe Keime und Bakterien, die vor allem im Darm vorkommen (= Enterobakterien wie z.Bsp. Bacteroides-Arten). Nach Operationen findet man häufig Pseudomonas-Arten. Sowohl die Anaerobier als auch die Pseudomonaden können Mundgeruch verursachen.

Immer wiederkehrende Sinusitis

Die häufigste Ursache einer immer wiederkehrender Sinusitis sind Schwellungen der mittleren Nasenmuschel. Daraus resultieren Abfluß-behinderungen mit Rückstau von Sekret im mittleren Nasengang. Oftmals ist die immer wiederkehrende Infektion ein Zeichen einer Überempfind-lichkeit der Schleimhaut (= Allergie) oder einer Abwehrschwäche (z.B. bei Vitaminmangel). Schleimhautschädigungen durch Operationen können auch für ein häufiges Auflodern einer Sinusitis verantwortlich sein. Bei chronischen Entzündungen der Schleimhaut verändert sich diese. Sie wird dicker, oft bilden sich Polypen. Polypen sind Ausstülpungen der Neben-höhlenschleimhaut in die Nasengänge. Eine einseitig verstopfte Nase ist die Folge.

Chronische Sinusitis

Eine chronische Entzündung kann immer dann entstehen, wenn die normale Funktion der Nase dauerhaft eingeschränkt ist...

* bei verkrümmter Nasenscheidewand (=Septumdeviation)
* bei Wucherungen oder Schwellungen der Nasenmuscheln
* bei krankhaften Prozessen im mittleren Nasengang
* bei Polypen der Nasenhaupthöhle

Chronische *einseitige* Erkrankungen der Nasennebenhöhlen sind stets verdächtig und können auf ein Krebswachstum hindeuten !
Falsches Schneuzen der Nase kann ebenfalls zu chronischen Entzündungen der Nasennebenhöhlen führen: Wenn beim Schneuzen der Nase die Nasenlöcher zu stark zusammengedrückt werden, entsteht in der Nase ein großer Druck, der Nasensekret in die Nasennebenhöhlen treiben kann.

Die Keime bei einer chronischen Sinusitis (nur für Interessierte)

Bei chronischen Entzündungen der Nebenhöhlen trifft man verstärkt auf Staphylokokken, besonders den bereits gegen viele Antibiotika resistenten Staphylococcus aureus. Staphylococcus aureus selbst verursacht keinen Mundgeruch, aber Staphylococcus aureus versorgt die Keime der Gattung Haemophilus mit Nährstoffen, die diese unbedingt für ihr Wachstum benötigen. Haemophilus-Arten sind starke Geruchsproduzenten.
Bei einer chronischen Sinusitis sind die anaeroben Keime, die ebenfalls Mundgeruch verursachen, stark vermehrt.

Schimmelpilze als Auslöser einer Sinusitis

Immer häufiger sind Schimmelpilze (= Aspergillus) die Ursachen einer chronischen Sinusitis. Bei dieser Art der Sinusitis ist die Nasen- und Nebenhöhlenschleimhaut durch Pilz-Allergene entzündet. Da eine Pilzinfektion nur schlecht nachgewiesen werden kann, wird diese Ursache nur selten diagnostiziert.

Symptome einer Sinusitis

Da die Nase und ihre Nebenhöhlen nach meinen Erfahrungen neben der Mundhöhle die zweite wichtige Quelle für Mundgeruch darstellen, will ich die Symptome und Untersuchungsbefunde bei Entzündungen der Nasen-nebenhöhlen etwas ausführlicher beschreiben.

Hier die Symptome bei Entzündungen der einzelnen Nasenneben-höhlen...

Die Sinusitis maxillaris (= Entzündung der Kieferhöhlen)

- Lokale oder ausstrahlende Schmerzen (Ausstrahlen in die gleiche Gesichtshälfte und in die Backenzähne des Oberkiefers)
- Kopfschmerzen
- Druck- und Klopfempfindlichkeit der Kieferhöhlenwand
- Druckschmerz am Austrittspunkt des Nervus infraorbitalis unterhalb der Augenhöhlen (s. Bild oben)
- Schmerzauslösung durch rasches Vornüberbeugen des Kopfes; (→ flüssiges Sekret schwappt an die vordere Kieferhöhlenwand)

Die Sinusitis frontalis (= Entzündung der Stirnhöhlen)

- Kopfschmerzen und Druckempfindlichkeit im Bereich der Stirn, den Schläfen und der inneren oberen Augenwinkel
- Stirnkopfschmerzen; verstärkt beim Bücken
- Druckschmerz am Austrittspunkt d. Nervus supraorbitalis (s. Bild oben) (→ liegt in einer Knochendelle in den der Mitte der Augenbrauen).

Die Sinusitis ethmoidalis (= Entzündung d. Siebbeinzellen)

- Schmerzen und dumpfes Gefühl hinter und zwischen den Augen, aber auch in der Schläfengegend
- Druckschmerz an der Nasenwurzel und der nasenseitigen Augenhöhle

Die Sinusitis sphenoidalis (= Entzündung d. Keilbeinhöhlen)

- Ausstrahlende Schmerzen in Hinterkopf, Schädeldach, Stirn, Schläfe, Augen
- evtl. Ohrgeräusche und Schwindel

Geht eine Kieferhöhlenentzündung von den Zähnen aus, ist der Geruch üblicherweise penetranter als bei Ursachen, die in der Nase lokalisiert sind.

Untersuchungen durch den Hals-Nasen-Ohren-Arzt

Die abklopfende Untersuchung (= Palpation)

- Abklopfen der Wange u. der vorderen Kieferhöhlenwand mit Finger Druckschmerzen im Bereich der Haut oder von Nervenfasern ?

Die Spiegelung der inneren Nase (= vordere Rhinoskopie)

Die Spiegelung der vorderen Nase erfolgt mit einem Nasentrichter (= Spekulum).

Mit dem Nasenspekulum kann der HNO-Arzt den vorderen Bereich der Nase einsehen. Dabei kann er folgende Befunde erheben...

- Entzündungen im Bereich der vorderen Siebbeinzellen
- Schleimhautschwellungen im mittleren Nasengang
- Eitriges Sekret im mittleren Nasengang
- Knochendorne der Nasenscheidewand (= Septum)
  Diese können zur Schwellung der Nasenmuscheln führen und so den Sekretabfluß aus den Nebenhöhlen behindern.
- Schleimhautaussackungen (= Polypen)
- Verdickte oder verbogene Nasenmuscheln
- Schleimhautentzündungen (z.Bsp. bei Vitaminmangel)
- Sekretstaus
  Bei ungenügendem Abtransport des Sekretes durch die Flimmerhaare der Schleimhaut (engl.: „immotile cilia syndrome") z.B. bei Schädigung der Flimmerhaare durch chemische oder physikalische Einflüsse (Rauchen, Verätzungen etc.)
- Vergrößerte mittlere Nasenmuschel (= Concha bullosa)

Die Spiegelung der Nase mit einer Optik (= Endoskopie)

Die Spiegelung aller Nasengänge wird idealerweise mit starren oder flexiblen Optiken, Endoskopen, durchgeführt. Die vordere Rhinoskopie (s.o.) sollte eigentlich nur noch bei Routineuntersuchungen ohne Beschwerden gemacht werden. Sie ist schnell und verschafft eine erste Übersicht. In allen Fällen, bei denen Beschwerden auftreten, die auf eine Beteiligung der Nasennebenhöhlen schließen lassen, sollte der Untersuchung mit starren oder flexiblen Endoskopen der Vorzug gegeben werden. Die flexiblen Endoskope sind für den Patienten angenehmer und können auch zur Untersuchung des Rachenraumes und des Kehlkopfes eingesetzt werden.

Die Spiegelung des Nasenrachens (= Postrhinoskopie).

Die Postrhinoskopie kann mit einem erwärmten Spiegelchen oder besser mit einer beleuchteten Vergrößerungsoptik, dem Endoskop, durchgeführt werden. Bei der Postrhinoskopie schiebt der Arzt das Kehlkopfspiegelchen oder das Endoskop über der Zunge bis zum Rachen vor und betrachtet so die hinteren Nasenausgänge (= Choanen) von unten.
Da bei der Berührung des Zungenrückens, des Gaumens oder der Rachenhinterwand meist ein Würgereiz auftritt, kann die Schleimhaut zuvor mit einem Spray lokal betäubt werden. Bei der Postrhinoskopie kann der Arzt folgende mögliche Befunde sehen...

- Sekretstraße an der Rachenhinterwand („postnasal drip")
- Bogenförmiger gelblicher Zungenbelag auf der Zungenwurzel

- Vergrößerte mittlere Nasenmuschel (= concha bullosa)
- Eiter im Bereich der mittleren Muschel
- Polypen im mittleren Nasengang und hinter der mittleren Muschel

Eine chronische Entzündung der Siebbeinzellen macht oft überhaupt keine Beschwerden - außer Mundgeruch - und bleibt so oft unerkannt !

Die Ultraschalluntersuchung

Die Ultraschalluntersuchung der Nasennebenhöhlen kann *vor* einer Röntgenaufnahme Anhaltspunkte über Gewebsverdichtungen (Sekretstau oder Polypen) ergeben.

Röntgenaufnahmen der Nasennebenhöhlen

Je nach Aufnahmerichtung lassen sich alle Nasennebenhöhlen beurteilen. Der Arzt kann erkennen, ob die Nebenhöhlenschleimhaut verdickt ist, ob sich Sekret in einer Nebenhöhle befindet (Sekretspiegel) oder ob sich Polypen in einer Nebenhöhle gebildet haben, welche die Ausführungs-gänge zur Nase blockieren.

Die Computertomographie, der Königsweg

Bei Beschwerden, bei denen die normalen Röntgenaufnahmen kein Ergebnis bringen, sollte immer eine Computertomographie (= CT), ein coronares CT, angefertigt werden. Bei der coronaren Computer-tomographie wird der Schädel von vorne nach hinten schichtweise durchleuchtet.

Wichtig: Keimbestimmungen

Zur Bestimmung der verursachenden Erreger sollte immer ein Abstrich des Nasennebenhöhlensekretes entnommen und bakteriologische Unter-suchungen in einem mikrobiologischen Labor durchgeführt werden. Als Verursacher von Mundgeruch sind vor allem die anaeroben und gram-negativen (= rote Farbe bei der Gram-Färbung) Keimevon Bedeutung.

Allergie-Tests

Da nicht wenige Entzündungen der Nasennebenhöhlen ursächlich auf eine Allergie zurückzuführen sind (Heuschnupfen, Hausstaub, Tierhaare, Medikamente etc.), sollte dies vor dem Beginn einer Behandlung immer abgeklärt werden. Dazu gibt es verschiedene Allergie-Tests.

Fazit:

Die aussagekräftigsten Untersuchungen der Nasennebenhöhlen sind Endoskopie und Computertomographie bzw. Kernspintomographie.

Hilfreiche Untersuchungen durch den Zahnarzt

Ist eine dentogene, von den Zähnen ausgehende, Ursache wahrscheinlich, muß auf alle Fälle der Zahnarzt konsultiert werden. Dieser sollte machen...

- **Vitalitätsproben** der Oberkieferseitenzähne
  Suche nach wurzeltoten oder wurzelbehandelten Zähnen
- **Kleinröntgen-Aufnahmen** aller Oberkieferseitenzähne,
  Gibt es Zahnwurzeln, die in die Kieferhöhlen hinein ragen ?
  Gibt es unvollständige Wurzelbehandlungen, Zahnwurzelreste, Eiterherde oder Zysten an den Zähnen?

Die Therapie der akuten Sinusitis

- Abschwellende Nasentropfen (nur kurzzeitig bei verstopfter Nase)
  Bei längerer Verwendung tritt eine Gewöhnung und Abhängigkeit ein (= Privinismus) und die Schleimhäute bleiben dann angeschwollen !
- Schleimlösende Medikamente (z.B. Sinupret®; Odonton-Echtroplex®)
- Entzündungshemmende (= antiphlogistische) Nasentropfen
- Inhalationen, z.B. mit Kamillendampf
  (vorher abschwellende Nasentropfen nehmen !)
- Trockene Wärme, z. B. Sauna.
- Nasenspülung mit 0,9%iger NaCl-Lösung (Nasendusche),
- Antibiotika; mindestens für 8-10 Tage
  Antibiotika beeinflussen aber nur selten eine chronische Sinusitis !
  Antibiotika, über längere Zeit genommen, können zu einer Resistenz der Keime führen. Nicht selten überwuchern Pilze (Candida, Aspergillus), welche die Nebenhöhlenentzündung weiter in Gang halten! Wenn möglich, sollten vor der Antibiotikagabe die Keim-Arten und deren Empfindlichkeit auf bestimmte Antibiotika im mikrobiolo-gischen Labor bestimmt werden, um festzustellen, welche Antibiotika „noch" wirksam sind (= Antibiogramm)

Die Therapie der allergischen Sinusitis

Bei einer allergischen Sinusitis, z.B. bei Heuschnupfen, gibt man Medikamente, welche die allergische Reaktion unterdrücken oder abschwächen...

- Antihistaminika unterdrücken die Histaminausschüttung

- Cortison (= Glukokortikoide) lokal als Spray oder als Tablette zum Einnehmen unterdrückt die Entzündungsreaktion

Als Vorbeugung kommen in Frage...

- Aktive Immunisierung des Organismus gegen Allergene (= Hyposensibilisierung)
- Homöopathische Medikamente, z.B Heuschnupfenmittel®
- Einnahme von Imker-Honig aus der Region
  Die regelmäßige Einnahme von einigen Teelöffeln Honig oder Propolis über den Tag verteilt - schon in den Wintermonaten - hat schon Manchen vom Heuschnupfen befreit (auch mich).

Die Therapie der chronischen Sinusitis

Die Therapie einer chronischen Sinusitis verläuft oft unbefriedigend, wenn man nicht gleichzeitig die Ursachen ausschaltet.

- Abschwellende Nasentropfen (nur kurzzeitig und niedrig dosiert)
- Entzündungshemmende (= antiphlogistische) Nasentropfen; Cortison
- Trockene Wärme (Sauna)
- Inhalationen, z. B. Kamillendampf
  (vorher abschwellende Nasentropfen !)
- Aufenthalt an der Meeresküste oder auf Inseln (Salzgehalt der Luft)
- Nasenspülung mit 0,9%iger NaCl-Lösung (Nasendusche)
- als Versuch: Antibiotika über 2-4 Wochen
- bei Sinusitis durch Hefepilze (= Candida = Soor)
  Lokal Nystatin® Lösung in die Nase einträufeln.
  Inhalationen mit Australischem Teebaumöl, was stark pilztötend ist
- Bei Sinusitis durch Schimmelpilze (= Aspergillus)
  Medikament: Amphotericin B® Tabletten zum Einnehmen
  und lokal Amphothericin B® Lösung in die Nase träufeln
- Wenn alles nicht hilft: Operation der betroffenen Nebenhöhlen
- Akupunktur hilft oft bei Entzündungen der Nebenhöhlen.
  Wird von den gesetzlichen Krankenkassen aber leider nicht bezahlt !

Die Spülung der Nasennebenhöhlen

Der HNO-Arzt kann die Kieferhöhlen direkt über deren Ausführungsgang in die Nase oder über die Punktion des dünnen Knochens über den Zahnwurzeln der seitlichen Schneidezähne vom Munde aus mit einer desinfizierenden Lösung oder mit Antibiotika spülen.

Bei der Punktion der Kieferhöhle, dem Durchstechen der vorderen dünnen Knochenwand, kann auch Eiter abgesaugt werden. Die anderen Nasennebenhöhlen sind durch eine Spülung vom Naseninneren nur schwer zugänglich. Nach einer Punktion der vorderen Kieferhöhlenwand darf man eine Woche lang nicht schneuzen, weil durch den dadurch entstehenden Druck in der Kieferhöhle die abheilende Schleimhautwunde wieder aufreissen könnte.

Die Chirurgie der Nasennebenhöhlen

Die Operation der Nasennebenhöhlen wird heute in der Regel dank moderner Endoskop-Technik minimalinvasiv, d.h. ohne äußere Schnitte, vom Naseninnern aus durchgeführt. Der Chirurg erweitert unter endoskopischer Sicht mit mikrochirurgischen Instrumenten die Ausgänge der Nebenhöhlen zur Nase, er entfernt Polypen in den Nasennebenhöhlen oder er trägt verdickte Nasenmuscheln (= Conchotomie) ab. Bei chronisch verdickten Schleimhäuten in den Nebenhöhlen kann es erforderlich sein, dass der Chirurg die ganze Schleimhaut ausschält. Keine Angst, es bildet sich wieder neue Schleimhaut !. Gleichzeitig kann der Chirurg eine verkrümmte Nasenscheidewand korrigieren oder Dorne von der Nasenscheidewand „abknipsen".

Viele Operationen müssen heute nicht mehr in Vollnarkose und stationär, sondern sie können unter lokaler Anaesthesie und ambulant erfolgen. Dies hat den Vorteil, das der Chirurg jederzeit Kontakt mit dem Patienten hat und eventuelle Komplikationen (z.Bsp. auftretende Sehstörungen etc.) sofort erkennen kann.

Bei Pilzinfektionen der Nebenhöhlen sollte der Pilzherd immer chirurgisch ausgeräumt werden !

Was Sie sonst noch tun können

- Trinken, Trinken, Trinken !
  Der beste Schleimlöser (= Mucolyticum) ist Wasser !
- Vermeiden Sie starke Wärme- oder Kältereize
- Schlafen Sie mit erhöhtem Oberkörper, damit das Sekret auch nachts aus den Nebenhöhlen abfließen kann
  (s. Anatomie der Ausführungsgänge)
- Reflexzonenmassage der Füße oder Hände (s.u.!)

Tiefe Atemwege

Anatomie der Bronchien

Die Atemluft wird über die Luftröhre (= Trachea) und die Bronchien in die Lungen geleitet. Die Bronchien fungieren als Verteiler der Atemluft, der rechte Bronchus führt zum rechten, der linke Bronchus zum linken Lungenflügel. In den Bronchien findet *kein* Gasaustausch statt. In den Bronchien wird die Atemluft befeuchtet, erwärmt und bei Bedarf auch gereinigt. Größere Partikel werden bei Berührung der Bronchialschleimhaut durch den Hustenreflex ausgehustet, kleinere Fremdstoffe werden von den Flimmerzellen der Bronchialschleimhaut in Richtung Rachen befördert.

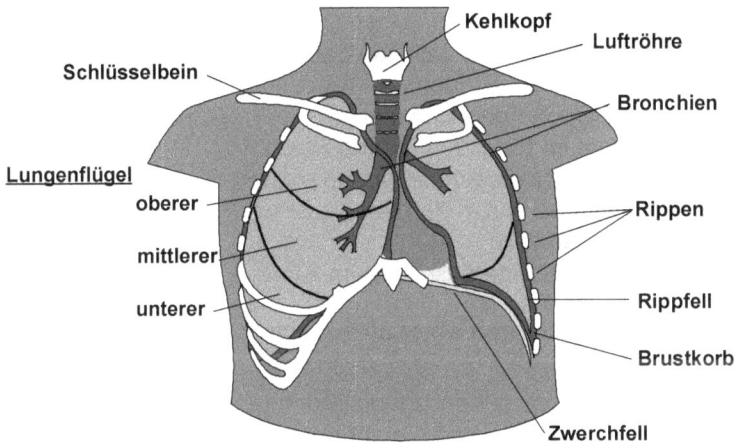

Anatomie der Atemwege

Eine dauernde Reizung oder Entzündung der Bronchialschleimhaut führt zu chronischem Husten.

Chronische Bronchitis

Von einer chronischen Bronchitis spricht man, wenn die Symptome der Bronchitis, Husten und Auswurf, mindestens zwei Jahre lang für jeweils mindestens drei Monate aufgetreten sind. Eine chronische Bronchitis geht oft aus einer akuten Bronchitis hervor. Die akute Bronchitis ist meist durch Viren bedingt. Viren schädigen die Schleimhäute der Bronchien. Die geschädigten Schleimdrüsen produzieren große Mengen zähflüssigen Schleim. Dieser Schleim wird durch den Hustenreiz, den er auslöst, abgehustet.

Da der Sekrettransport auf den geschädigten Schleimhäuten nicht mehr optimal funktioniert (u.a. durch die Zerstörung der Flimmerhärchen), können sich nun auch Bakterien und Pilze auf den Schleimhäuten ansiedeln.Mundgeruch kann die Folge sein. Begünstigend bei der Entstehung einer chronischen Bronchitis wirken Schadstoffe in der Atemluft, kalte Luft und vor allem das Rauchen. Der Raucherhusten ist eigentlich nur eine Sonderform, allerdings die häufigste Form der chronischen Bronchitis. Weitere mögliche Ursachen einer chronischen Bronchitis sind Asthma oder Bronchiektasen (s. u.). Arbeitet das Herz nicht mehr einwandfrei (z.B. bei einem Herzklappenfehler) kommt es zu einem Rückstau von Blut im Lungenkreislauf, was ebenfalls zu einer Schwellung und Entzündung der Bronchialschleimhaut führen kann.

Die Symptome einer chronischen Bronchitis

- Hustenanfälle (besonders morgens)
- Auswurf (Aushusten von weißlich-zähem, schleimigem oder eitrigem, gelbem Sekret). Bei eitrigem Sekret immer Mundgeruch !
- Atemnot bei Sport oder schwerer Arbeit (Treppensteigen); (meistens erst im fortgeschrittenen Stadium).
- Blaufärbung (= Zyanose) der Lippen und der Mundschleimhaut durch Atemnot (dunkles Blut in den Adern; zu wenig Sauerstoff in den roten Blutkörperchen)
- Pfeifen oder Rasselgeräusche beim Atmen

Mögliche Komplikationen einer chronischen Bronchitis

Ich nenne die möglichen Komplikationen einer chronischen Bronchitis hier nur deshalb, weil einige davon Mundgeruch hervorrufen können. Man sollte eine Bronchitis also nie auf die leichte Schulter nehmen...

- Die häufigste Komplikation einer chronischen Bronchitis ist die bakterielle Infektion der geschädigten Schleimhaut.
- Durch die Zerstörung der elastischen Fasern in den Wänden der Bronchien, können die Bronchien bei Bedarf (Sport etc.) nicht mehr weit genug gedehnt werden. Die Lungen bekommen nicht genug „Luft".
- Die Bronchialwände können so geschwächt werden, dass sich Aussackungen, sogenannte Bronchiektasen, bilden.

Woran erkennt man eine chronische Bronchitis

Die Diagnose „chronische Bronchitis" kann oft alleine durch die Symptome Husten, Auswurf und die Atemgeräusche gestellt werden. Um einen Bronchialkrebs auszuschließen sollten die Lymphknoten unter den Achseln und um die Schlüsselbeine herum abgetastet werden.

Die Therapie der Bronchitis

- Die beste Therapie ist das Weglassen der Auslöser.
  Aufhören zu Rauchen, Luftbefeuchtung in trockenen Räumen.
- Schleimlösende Medikamente (z.B. *Gelomyrtol forte*®)
- Bei eitrigen Infektionen werden Antibiotika gegeben.

Was Sie selbst tun können

- Meiden Sie kalte, feuchte oder staubige Luft.
- Machen Sie Wasserdampf-Inhalationen.
  Inhalationen mit heißem Wasser lösen den Schleim.
- Trinken Sie viel Wasser, Wasser spült die Schleimhäute.
- Machen Sie eine mehrwöchige Kur am Meer.
  Seeluft fördert die Heilung entzündeter Schleimhäute.

Bronchiektasien

Bronchiektasien sind Ausstülpungen der Bronchialschleimhaut. Betroffene Schleimhäute sind meistens mit pathogenen Bakterien infiziert. Bronchi-ektasien können - je nach Keim-Art - starken Mundgeruch verursachen.

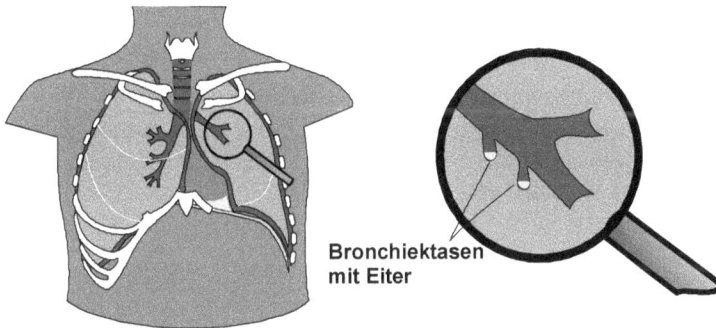

Bronchiektasen
mit Eiter

Bronchiektasen

Die Ursachen der Bronchiektasien

In ganz selten Fällen können Bronchiektasen schon bei der Geburt vorhanden sein (= congenital). In den meisten Fällen entstehen Bronchi-ektasien durch eine Schädigung der Bronchialwände...

- Nach einer Infektion (durch Viren oder Bakterien)
- Durch Giftstoffe (= Toxine)
- Durch übermäßige Immunreaktionen (= Allergien)

Die Symptome von Bronchiektasen

Die typischen Symptome von Bronchiektasen sind...

* Vorherige Infektionen der Atemwege
* Chronischer Husten
* Auswurf (mit der Tendenz zur Verschlechterung)
  Besonders morgens, spät nachmittags und beim Zubettgehen
  (dazwischen oft keine Beschwerden)

Die Diagnose von Bronchiektasen

Die Diagnose stützt sich zunächst auf die Krankengeschichte und die Symptome. Fängt man den ausgehusteten Schleim (= Sputum) in einem schmalen Glas auf und läßt ihn stehen, bilden sich drei Schichten (je nach der Schwere der Substanzen): Oben ist der Schleim wässrig und schaumig, in der Mitte grünlich trüb, am Boden des Glases ist der Schleim zähflüssig mit Eiter. Zur Sicherung der Diagnose ist eine Computer-tomographie des Brustkorbes sinnvoll. Die Spiegelung der Bronchien zeigt das wahre Ausmaß der Aussackungen und der begleitenden Entzündung der Schleimhaut. Außerdem läßt sich mit der Endoskopie ein Krebs der Bronchien oder ein Fremdkörper in den Bronchien ausschließen.

Die Therapie der Bronchiektasien

Die Therapie besteht im massiven Einsatz von Antibiotika für ein bis zwei Wochen. Bei erfolgloser Therapie mit Antibiotika oder immer wieder-kehrenden Symptomen - auch Mundgeruch - müssen die Aussackungen chirurgisch entfernt werden.

Speiseröhre

Anatomie der Speiseröhre

Die Speiseröhre mündet knapp unterhalb des Zwerchfells in den Magen. Beim Gesunden wird der untere Anteil der Speiseröhre durch einen Ringmuskel dicht verschlossen. Dieser Muskel läßt in seiner Anspannung nur dann nach, er erschlafft, wenn Nahrungsbrei oder Flüssigkeiten die Speiseröhre hinunter befördert werden. Die Öffnung an der Durchtrittsstelle der Speiseröhre durch das Zwerchfell nennt der Mediziner Hiatus.

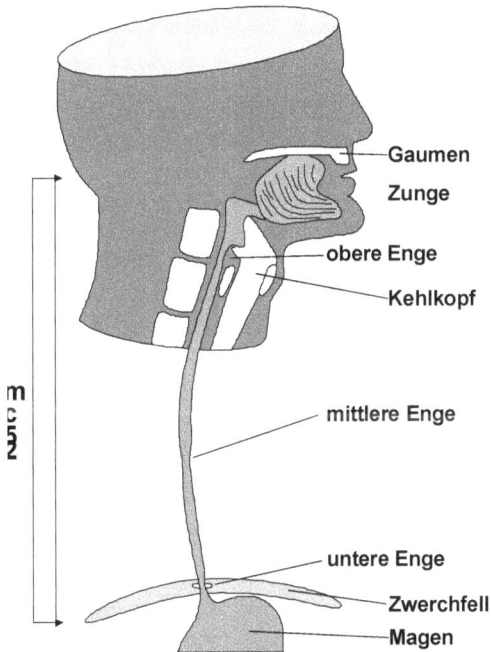

Anatomie der Speiseröhre

Zwerchfellbruch (= Hiatushernie)

Der Zwerchfellbruch wird auch axiale Gleithernie; axiale Hiatushernie oder Speiseröhrenbruch genannt. Bei der Hiatushernie ist entweder die Lücke (= Hiatus) im Zwerchfell zu groß oder die Schließung des unteren Speiseröhrenschließmuskels funktioniert nicht mehr optimal. So bleibt auch nach dem Schluckvorgang die Speiseröhre zum Magen hin offen.

Durch diese Öffnung können zeitweise Anteile des Magens nach oben in die Speiseröhre gleiten. Bei erhöhtem Druck im Bauchraum kann die Öffnung des unteren Speiseröhrenmuskels auch vom Magen erzwungen werden, der infolge Platzmangels nach oben ausweicht. Anteile des Magens werden in die Speiseröhre, in seltenen Fällen auch neben der Speiseröhre in den Brustkorb gedrückt.

Die drei Arten der Speiseröhren-Hernien

Es gibt drei Arten des Zwerchfellbruchs...

- **Die axiale Hiatushernie oder Gleithernie**
  Bei der "Gleithernie" gleitet der Mageneingang (= Cardia) durch die erweiterte Durchtrittsstelle des Zwerchfells (= Hiatus oesophageus) in die Speiseröhre hinauf.
- **Die paraösophagealen Hernie**
  Bei der "paraösophagealen Hernie" schieben sich Magenanteile durch das Zwerchfell neben (= para) die Speiseröhre.
- **Der Thoraxmagen**
  Der extreme Endzustand einer paraösophagealen Hernie kann ein Thoraxmagen sein ("upside-down stomach"). Der ganze Magen hat sich durch das Zwerchfell in den Brustraum gezwängt.

Die Hiatushernie ist die häufigste Veränderung im oberen Verdauungtrakt.
30-50% der Bevölkerung haben eine röntgenologisch nachweisbare Hiatushernie. Bei älteren Menschen liegt die Häufigkeit sogar bis zu 75%. Bei der Magenspiegelung (= Gastroskopie) gehören Hernien zu den häufigsten Nebenbefunden.

Die Ursachen eine Hiatushernie

Das Zwerchfell ist ein großer flächiger Muskel, der den Bauchraum vom Brustkorb trennt. Bei einer Gewebeschwäche oder beim Nachlassen der Muskelspannung des Zwerchfelles kommt es an der Durchtrittstelle der Speiseröhre zu einer erweiterten Öffnung des Zwerchfells. Durch diese erweiterte Öffnung können sich Magenanteile in die Speiseröhre nach oben schieben. Wenn Organe oder Teile von Organen durch Muskelgewebe hindurch verlagert werden, nennt man dies einen Bruch. Bei der Hiatushernie erfolgt die Bruchbildung in Richtung der Speiseröhrenachse - axial. Da es sich um einen Gleitbruch handelt, besteht der Bruch nur zeitweise. Die in die Speiseröhre gerutschten Magenanteile gleiten immer wieder an ihren Platz unterhalb des Zwerchfells zurück.

Folgende Ursachen können zur Entstehung einer Hiatushernie beitragen...

- Angeborene Bindegewebsschwäche
- Zugrundegehen von Zwerchfellmuskelfasern (= Atrophie)
- Nachlassen der Bindegewebselastizität im Alter
- Druckerhöhungen im Bauchraum
  ...bei Übergewicht,
  ...in der Schwangerschaft
  ...bei ständiger Verstopfung
  ...durch übermäßiges Pressen beim Stuhlgang
  ...durch zu enge Kleidung (Jeans etc.)
  ...durch Bauchmuskeltraining: Situps und Gewichtheben !
- Schädigende Medikamente oder Nahrungsmittel (u.a. Pfefferminz !)
- Verletzungsbedingt nach Magen-Operationen

Die Symptome einer Hiatushernie

- Druck hinter dem Brustbein, besonders nach dem Essen
- Gelegentlich Oberbauchschmerzen
- Gefühl des Geblähtseins und Völlegefühl
- Beschwerden treten häufiger im Liegen auf
- Beschwerden nach großen Mahlzeiten und beim Bücken
- Erleichterung durch Aufstoßen
- Häufiges, evtl. saures Aufstoßen
- **Mundgeruch** (besonders morgens)
- Sodbrennen (bei längerer Erkrankung)
- Manchmal auch Erbrechen
- Evtl. Blutgeschmack im Mund (aus kleineren Schleimhautblutungen)
- Evtl. Schluckstörungen (bei großen Hernien)
- Extrem selten: spastische Oberbauchschmerzen
  Besonders bei flüchtigen Einklemmungen im Hiatus
- Blässe durch Eisenmangel (nur bei längerem Blutverlust)

Wann sollten Sie zum Arzt ?

In der Mehrzahl der Fälle machen Hiatushernien keine Beschwerden, oft ist das einzige Symptom der Mundgeruch. Eine internistische Therapie ist dann nicht notwendig. Nur bei gleichzeitiger Refluxösophagitis (s.u.), d.h. wenn immer wieder Magensäure in die Speiseröhre gelangt und dadurch die Schleimhaut der Speiseröhre geschädigt wird, ist eine Therapie notwendig.
Eine "Refluxösophagitis" entwickelt sich besonders bei gleichzeitig bestehender Schwäche des unteren Speiseröhrenschließmuskels. Wenn eine axiale Hiatushernie erst einmal Beschwerden macht, sind diese oft auf eine begleitende Refluxkrankheit (s. u.) zurückzuführen.

Die Spezialisten: Internist und Gastroenterologe

Zur Diagnose der Hiatushernie kann der Internist oder der Gastroenterologe folgende Untersuchungen durchführen...

- **Barium-Röntgenkontrast-Untersuchung** (= Barium-Breischluck)
  Das sicherste Verfahren zur Diagnose bei kleinen Hernien.
- **Magenspiegelung** (= Gastroskopie = Endoskopie des Magens)
  Mit der Magenspiegelung kann der Arzt die Hernie direkt sehen und Schleimhautproben entnehmen, wenn Verdacht auf eine Refluxösophagitis besteht.
- **24-Stunden-pH-Metrie**
  Mit der 24-Stunden-Messung des Säurewertes in der unteren Speiseröhre kann man bestimmen, ob es am Tag oder in der Nacht länger anhaltende Epsisoden von Magensaftrückfluß in die Speiseröhre gibt (= sogen. Refluxepisoden).
- **Messung des** Speiseröhrendruckes
  Mit der Ösophagus-Manometrie wird der Druck am unteren Speiseröhrenschließmuskel gemessen.
- **Ultraschall**
  Im Ultraschall kann man manchmal die Weite des Hiatus bestimmen oder einzelne Refluxepisoden beobachten.

Besteht der Verdacht auf Rückfluß von Magensäure in die Speiseröhre, entnimmt der Arzt bei der Magenspiegelung Schleimhautproben aus dem unteren Anteil der Speiseröhre (dem sichtbaren Übergang der Speiseröhrenschleimhaut in die Magenschleimhaut)

Mögliche Komplikationen einer Hiatushernie

Bei einer Hiatushernie kann es, wenn auch selten, zu Komplikationen kommen...

- Refluxösophagitis (Rückfluß von Magensaft in die Speiseröhre; s.u.).
- Geschwürbildung auf der Speiseröhrenschleimhaut mit Blutungen.
- Starke Erweiterung der unteren Speiseröhre (= Brachyösophagus).
- Krankhafte Veränderungen der Schleimhaut der Speiseröhre.
- Vernarbungen der unteren Speiseröhre und dadurch Schluckstörungen
- Mallory-Weiss-Syndrom
  Längsgerichtete Schleimhauteinrisse im Mageneingang, aus denen es heftig bluten kann.

Jede Komplikation der Hiatushernie kann von Mundgeruch begleitet sein.

Erkrankungen mit ähnlichen Symptomen

Es gibt Erkrankungen, welche die gleichen Symptome wie eine Hiatushernie machen, zum Teil aber gefährlicher sind. Halten die Beschwerden daher länger als 4 Wochen an, sollten Sie unbedingt zum Arzt gehen...

- Paraoesophagale Hiatushernie
  Magenanteile schieben sich durch die Zwerchfellöffnung
  neben (= para) die Speiseröhre
- Aussackungen der Speiseröhre (= Divertikel)
- Krebs der Speiseröhre (= Ösophaguskarzinom)
- Enge des Magenpförtners (= Pylorusstenose)
- Magengeschwür (= Ulcus ventriculi)
- Zwölffingerdarmgeschwür (= Ulcus duodeni)
- Magenkrebs

Was Sie selbst tun können

Maßnahmen, die das Zurückfließen von Magensaft bei einer Hiatushernie verhindern sollen (= Anti-Reflux-Maßnahmen, s. u.).

- **Umstellung der Ernährung**
  Meiden Sie folgende Nahrungsmittel (diese verringern alle den Druck des unteren Speiseröhrenschließmuskels): Kaffee, Tee, Cola, Getränke mit Coffein, Citrus-Getränke, fette Speisen, stark gewürzte Speisen, Zwiebeln, Pfefferminz (auch Pfefferminztees), Schokolade.
- **Vorsicht bei Medikamenten**
  Meiden Sie in Rücksprache mit Ihrem Arzt folgende Medikamente
  Aspirin®, Ibuprofen®, Naproxen® greifen die Schleimhäute des Magens und der Speiseröhre an.
  Theophyllin® und Albutero®l (= Asthma-Medikamente); Dilitiazem®, Nifedipin® (= Calcium-Kanal-Blocker gegen Bluthochdruck) verringern den Druck des unteren Speiseröhrenschließmuskels:
- **Bringen Sie Ihre Psyche auf Vordermann**:
  Wenn Ihnen alles und ständig „zum Halse heraushängt", dann haben Sie sich die Hiatushernie selbst zu verdanken !
  Übrigens verbirgt sich in diesem Ausdruck die Hiatushernie.
  Der Hals ist im Volksmund ja die Speiseröhre !

Weitere Maßnahmen → siehe unter Anti-Reflux-Maßnahmen

Was der Arzt tun kann

Eine axiale Hiatushernie gleitet in der Regel immer wieder zurück. Der Arzt ergreift deshalb nur selten Maßnahmen ! Nur eine Hernie, die mit Beschwerden einhergeht, muß auch therapiert werden ! In der Regel kommen folgende Medikamente zum Einsatz...

- **Prokinetika**
  sollen die Beweglichkeit der Speiseröhre und des Magens verbessern (z. B. Propulsin®)
- **Antazida**
  binden überschüssige Magensäure (z.B. Gaviscon®)
- **H2-Blocker**
  unterbinden die Produktion der Magensäure (z.B. Ranitidin®)
- **Protonenpumpenhemmer**
  unterdrücken die Magensäureproduktion 24 Stunden lang vollständig Einsatz nur bei sehr schweren Verläufen (z. B. Antra®)

Die Therapie muß mit pH-Metrie und/oder Endoskopie überwacht werden.

Operationen bei einer Hiatushernie

Nur bei schweren Fällen mit begleitender Refluxösophagitis kommt eine Operation in Frage (s. unter Refluxösophagitis).

Refluxkrankheit (= Refluxösophagitis)

Die Refluxkrankheit geht immer mit einer Entzündung der Speiseröhren-schleimhaut einher. Sie wird deshalb als Refluxösophagitis oder einfach nur als Reflux bezeichnet.

Was ist eine Refluxkrankheit

Die Refluxkrankheit wird durch Rückfluß von Magensaft in die Speiseröhre verursacht. Durch die andauernde Säureeinwirkung wird die Schleimhaut der Speiseröhre geschädigt.

Ursachen der Refluxkrankheit

Eine Refluxkrankheit kann dann entstehen, wenn der untere Speiseröhrenschließmuskel (= Sphincter) seine abdichtende Funktion verloren hat und Magensaft (= agressive Salzsäure) in die Speiseröhre eindringen kann.

Bei einem Ungleichgewicht zwischen anflutender Magensäure und den Schutzmöglichkeiten der Speiseröhrenschleimhaut werden die Zellen an der Oberfläche der Speiseröhre durch die Magensäure geschädigt oder sogar zerstört.

Jede Schleimhaut sondert Schleim zum Schutz ihrer Zellen ab. Wird dieser Schleimfilm auf der Speiseröhrenoberfläche von der Magensäure ange-griffen oder aufgelöst, kann die Säure auf die ungeschützten Zellen der Speiseröhre einwirken. Die Schleimhaut reagiert mit einer Entzündung. Wirkt die Säure über lange Zeit auf die Schleimhaut, können Geschwüre als Zeichen der Zerstörung der Zellen entstehen. Ein weiterer Grund für die Refluxkrankheit kann eine gestörte Entleerung der durch Krämpfe in einzelnen Bezirken der Speiseröhrenmuskel sein. Bei der primären Reflux-krankheit steht die Schwächung des unteren Speiseröhrenschließmuskels als eigenständige Erkrankung im Vordergrund.

Welche Medikamente schädigen den Speiseröhrenschließmuskel ?

- Anticholinergika
  z.B. Pirenzepin®, ein Medikament, das die Magensäureproduktion hemmen soll !
- Kalzium-Antagonisten
  z.B. einige Medikamente gegen Angina Pectoris
- Nitrate

Viele Genußmittel schädigen den Speiseröhrenschließmuskel

- Fette (auch Schokolade enthält sehr viel Fett)
- Nikotin
- Alkohol
- Pfefferminz !!!

Durch Überdruck im Bauchraum kann ebenfalls Magensäure in die Speise-röhre gepresst werden.

- Bei längerer Verstopfung
- Bei Übergewicht
- Bei Wasseransammlungen im Bauchraum
- In der Schwangerschaft
- Psychisch (unter Druck/unter Dampf stehen)
  Wenn man „alles in sich hineinschluckt" oder „viel schlucken muß"
  Wenn einen etwas „ankotzt"

Von einer sekundären Refluxkrankheit spricht man, wenn die Erkrankung der Speiseröhre durch ärztliche Eingriffe oder Allgemeinerkrankungen hervorgerufen wird...

- Verletzungen bei Operationen (z.B. am Magen; auch durch Magenspiegelungen !)

- Verengungen des Magenausgangs (z.B. durch Narben nach Magengeschwüren). Die Nahrung verläßt den Magen nur noch langsam, der Magen wird überfüllt.
- Lange andauerndes Erbrechen
- Zuckerkrankheit (=Diabetes mellitus)
- Sklerodermie (= Allgemeinerkrankung des Bindegewebes)

Sehr oft ist eine axiale Hiatushernie Ursache für das Zurückfliessen von Magensaft in die Speiseröhre.

Meine Meinung/Beobachtung:
Viele Patienten mit Reflux haben auch chronische Probleme mit den Nasennebennhöhlen bzw. haben Postnasal drip (s. dort). Die gängige medizinische Theorie stellt den Zusammenhang her, dass die in den Hals/Rachen hochfließende Säure für die Entzündung der Nasennebenhöhlen verantwortlich sein soll. Nach meinen Beobachtungen ist dies Unsinn. Ich vermute vielmehr, dass durch das ständige Räuspern der Betroffenen durch ein Zusammenziehen/ Verkrampfen der Speiseröhre Magenanteile in die Speiseröhre gelangen und dadurch der untere Speiseröhrenschließmuskel auf Dauer geweitet wird bzw. erlahmt.

Symptome der Refluxkrankheit (s. auch Hiatushernie)

- Druck hinter dem Brustbein
- Brennen unter dem Brustbein (auch in den Hals ausstrahlend)
- Sodbrennen (besonders nach dem Essen und im Liegen)
- Saures Aufstoßen
- Saurer Geschmack im Mund
- **saurer Mundgeruch** (besonders morgens)
- Blutgeschmack im Mund (bei Geschwürsbildung)
- Zurückfließen von Magensäure bis in den Mund (= Regurgitationen)
- Völlegefühl nach einer Mahlzeit
- Schluckbeschwerden (seltener)
- Evtl. nächtliches Husten (durch Einatmen von Säure)

Wann sollten Sie zum Arzt ?

Halten die Beschwerden wie Sodbrennen oder gar Schluckbeschwerden länger als vier Wochen an, sollten Sie zum Arzt gehen. Zuständig sind Internist und Gastroenterologe.

Die Untersuchungen bei der Refluxkrankheit (s. auch Hiatushernie)

Zur Diagnose der Refluxösophagitis gibt es folgende Untersuchungen...

- **Magenspiegelung** (= Gastroskopie = Endoskopie des Magens)
  Bei der Magenspiegelung kann der Arzt die geschädigten Schleimhautbezirke der Speiseröhre direkt betrachten und auch Schleimhautproben entnehmen
- **24-Stunden-pH-Metrie** (pH = Säuregrad einer Flüssigkeit)
  Eine durch die Nase gelegte Sonde mißt über 24-Stunden die Säurewerte in der unteren Speiseröhre. So kann man bestimmen, ob es nüchtern, am Tag oder in der Nacht länger anhaltende Perioden von Magensaftrückfluss in die Speiseröhre gibt. Normalerweise tritt ein kurzzeitiger Reflux nur während und nach dem Essen auf. Die Messungen erfolgen ambulant mit Hilfe eines tragbaren Recorders, der die gemessenen Wert aufzeichnet.
- **Ösophagus-Manometrie**
  Bei der Messung des Speiseröhrendruckes werden mit einer durch die Nase gelegten Meßsonde gleichzeitig die Drücke an verschiedenen Stellen in der Speiseröhre gemessen. So können Funktionsstörungen der Speiseröhre festgestellt werden. Die Untersuchung dauert circa 45 Minuten.

Komplikationen der Refluxkrankheit

- Bildung von Geschwüren auf der geschädigten Schleimhaut
- Verengung der Speiseröhre durch Narbenbildung
- bösartige Entartung (Speiseröhrenkrebs)
- Blutung, Durchbruch eines Geschwürs
- Barrett-Ösophagus
  Die Speiseröhrenschleimhaut in den betroffenen Abschnitten hat sich in Magenschleimhaut verwandelt (erhöhtes Krebsrisiko !)
- Bronchitis (durch nächtlichen Fluß von Magensäure in Bronchien)

Erkrankungen mit ähnlichen Symptomen

- Muskelkrämpfe der Speiseröhre
- Magengeschwür, Zwölffingerdarmgeschwür
- Endobrachyösophagus
  Umwandlung und sackartige Aufweitung der Speiseröhrenschleimhaut

- Speiseröhrenkrebs (macht erst im Spätstadium Schluckbeschwerden)
- Angina pectoris bzw. Herzinfarkt (Schmerz unter dem Brustbein)
- Entzündungen des Herzbeutels oder des Herzmuskels

Anti-Reflux-Maßnahmen

- Schlafen Sie mit erhöhtem Oberkörper.
  Die Magensäure bleibt der Schwerkraft folgend im Magen.
- Nehmen Sie keine späten Mahlzeiten zu sich.
  Die letzte Mahlzeit spätestens 2-3 Stunden vor dem Schlafengehen.
- Bei Übergewicht, reduzieren Sie Ihr Gewicht.
- Lassen Sie nach Rücksprache mit Ihrem Arzt alle Medikamente weg,
  die den Druck des unteren Ösophagussphinkters senken (s.o.)
- Essen Sie weniger fette Nahrungsmittel.
  Auch Schokolade enthält viel Fett. Fett verzögert die Entleerung
  des Magens und schädigt den unteren Speiseröhrenschließmuskel.
- Essen Sie mehr eiweißreiche Nahrung.
  Eiweißreiche Nahrung stärkt den unteren
  Speiseröhrenschließmuskel.
- Verzichten Sie auf Nikotin und Alkohol.
  Beide Substanzen schädigen den unteren
  Speiseröhrenschließmuskel
  und fördern die Magensaftproduktion, also auch die Säurebildung.
- Tragen Sie keine enge Kleidung (Jeans, enge Gürtel etc.)
  Enge Kleidung erhöht den Druck im Bauchraum.
- Verzichten Sie auf Sit-Ups für das Bauchmuskeltraining.
  Die Bauchpresse bei den Sit-Ups erhöht den Druck im Bauchraum.
- Verzichten Sie unbedingt auf Pfefferminz (und auf Kaugummi) !!
  Pfefferminz schädigt den unteren Speiseröhrenschließmuskel.
  Kaugummi fördert die Magensaftproduktion. Beim Kauen erwartet
  der Magen Nahrung und produziert deshalb Säure, es kommt aber
  keine Nahrung; so entsteht ein Säureüberschuß !
- Trinken Sie öfter zwischendurch einen Schluck Wasser
  (am besten Leitungswasser oder stilles Mineralwasser)
  Das Wasser spült die Speiseröhre. Die Säure wird von der
  Speiseröhrenschleimhaut zurück in den Magen gespült.
- Machen Sie eine Honigkur (nur Imkerhonig, kein Importhonig)
  3-4 mal täglich nüchtern einen Teelöffel Honig pur essen
  Honig heilt Schleimhautentzündungen und desinfiziert.
  Honig reinigt auch die Zunge. Da Honig auch desinfiziert,
  stellt Honig m.E. *keine* Gefahr für die Zähne dar (Karies, etc.)
- Üben Sie die Bauchatmung (= Zwerchfellatmung) um das Zwerchfell
  zu kräftigen.

Was der Arzt tun kann

Die medikamentöse Therapie hat vor allem die Unterdrückung der Magen-säureproduktion oder die Neutralisation der Säure zum Ziel...

- H2-Blocker (z.B. Ranitidin®, Cimetidin® etc.)
- Protonenpumpenhemmer (z.B. Omeprazol®)
- Antazida (Aluminiumhydroxid®, Magnesiumhydroxid®)

Aber lassen Sie immer vorher überprüfen, ob tatsächlich zuviel Magensäure vorhanden ist. Die Heilung der entzündlich veränderten Schleimhaut kann alleine durch eine bakterielle Besiedlung verhindert werden, ohne dass weiterhin ein Zuviel an Magensäure vorhanden ist !

Medikamente mit Wirkung auf die Magenbewegungen (= Peristaltik) sollen die Entleerung des Mageninhalts beschleunigen und so verhindern, dass ein Überdruck im Magen entsteht...

- Metoclopramid (Paspertin®)
- Cisaprid (Propulsin®)
- Pirenzepin (Gastrozepin®)
  Aber:Pirenzepin® schädigt den unteren Speiseröhrenschließmuskel!

Die Therapie der Refluxkrankheit besteht meistens in einer mehrwöchigen bis mehrmonatigen Gabe eines der obengenannten Medikamente.

Bei narbigen Verengungen:
Existieren bereits narbige Verengungen in der Speiseröhre, kann eine Erweiterung dieser Verengungen mit Kathedern versucht werden. Katheder zunehmender Durchmesser werden bis zur Engstelle in die Speiseröhre vorgeschoben und dort aufgeblasen. Dies muß öfter wiederholt werden.

Bei Barrett-Ösophagus (s.o.)
Bei Vorliegen eines Barrett-Ösophagus müssen unbedingt Gewebeproben entnommen werden, da diese Form der Speiseröhrenerkrankung 50mal häufiger in Krebs übergehen kann als dies bei einer normalen Speise-röhrenschleimhaut der Fall ist.

Die chirurgische Therapie einer Reflux-Ösophagitis

Beim Versagen aller konservativen Therapien *kann* und bei Komplikationen *muß* operiert werden. Die Operation der Wahl ist die Fundoplicatio nach Nissen. Die Operation wird heute meistens endoskopisch durchgeführt. Durch eine punktförmige Öffnung im Bauchraum legt der Chirurg unter Kamerakontrolle eine aus einer Falte der Magenwand gebildete Schlinge um die untere Speiseröhre. Die Schlinge verengt die Speiseröhre und verhindert das Zurückfließen von Magensaft in die Speiseröhre. 90% der Operationen haben ein gutes bis befriedigendes Ergebnis. In 5% kommt es zu Rückfällen. Wie bei allen Operationen besteht ein gewisses Operationsrisiko (auch mit Todesfällen).

Speiseröhrendivertikel

Divertikel sind Aussackungen der Schleimhaut. In der Speiseröhre unterscheidet man je nach Lokalisation der Aussackung drei verschiedene Arten von Divertikeln. Bei allen Divertikelformen kann Mundgeruch ein Begleitsymptom sein...

- Zenker-Divertikel
  Ein Zenker-Divertikel ist eine Schleimhautaussackung am Übergang vom Rachen in die Speiseröhre, oberhalb des oberen Speiseröhrenschließmuskels.
- Traktionsdivertikel
  Traktionsdivertikel bilden sich kann in Höhe der Bronchien.
- Epinephrenisches Divertikel
  Epinephrenische Divertikel entstehen in Höhe des Zwerchfelles

Symptome bei Speiseröhrendivertikeln

- Schluckstörungen, Kloß im Hals (v.a. beim Zenker-Divertikel)
- Schmerzen hinter dem Brustbein
- nächtliches Sodbrennen (im Liegen, v.a. beim Epinephren. Divertikel)
- beim Zenker-Divertikel: tastbare Schwellung an der linken Halsseite.
- **Mundgeruch**

Alle Divertikel lassen sich durch Röntgenaufnahmen mit Kontrastbrei nachweisen. Machen Divertikel Beschwerden, sollten sie operative Entfernt werden.

Achalasie

Bei der Achalasie der Speiseröhre öffnet sich der untere Speiseröhrenschließmuskel nicht mehr richtig. Gleichzeitig verliert die untere Speiseröhrenmuskulatur zunehmend ihre Fähigkeit, die Nahrung weiter zu befördern. Die Ursache soll ein Untergang von Nervenzellen in der Speiseröhrenmuskulatur, hervorgerufen durch Giftstoffe, sein. Die vor allem in Brasilien und Chile durch Raubwanzen übertragene Chagas-Krankheit wird als eine der möglichen Ursachen der Achalasie diskutiert. Die Ansteckung mit dem Urtierchen (= Protozoon) Trypanosoma cruzi kann dabei bis zu 15 Jahre zurückliegen!

Die Erkrankung beginnt mit leichten Schluckstörungen und Hochwürgen von Gegessenem. Die Schluckstörungen nehmen über die Jahre immer mehr zu. Beim Schlucken treten Schmerzen hinter dem Brustbein auf.

Meist besteht **Mundgeruch** und ein übler Geschmack im Mund.

Da auch nachts Nahrung hochgewürgt oder erbrochen wird, besteht die Gefahr, dass Erbrochenes in die Lunge gelangt.

Was Sie selbst tun können

Regeln Sie Ihre Eßgewohnheiten. Essen Sie nur, was Sie gut vertragen und schlucken können. Verzichten Sie auf „Magendrücker" wie frisches Brot und Äpfel. Schneiden Sie Fleisch in kleine Stückchen und kauen Sie diese gut durch. Verzichten Sie auf kalte Getränke.

Was der Arzt tun kann

Der Arzt wird in der Regel krampflösende Mittel und/oder Schmerzmittel verschreiben...

* Krampflösende Mittel
  Calcium-Antagonisten (Nifedipin®, z.B. Adalat®)
* Schmerzmittel (vor dem Essen)
  Nitrate (Nitroglycerin®, z.B. Nitrolingual®)

Was der Chirurg tun kann

Für den Chirurgen gibt es zwei Möglichkeiten...

* Erweiterung der Engstelle mit einem Ballonkatheder
* Durchtrennung von Speiseröhrenmuskeln

In der folgenden Abbildung sind noch einmal alle möglichen Erkrankungen der Speiseröhre, die Ursache von Mundgeruch sein können, aufgezeigt.

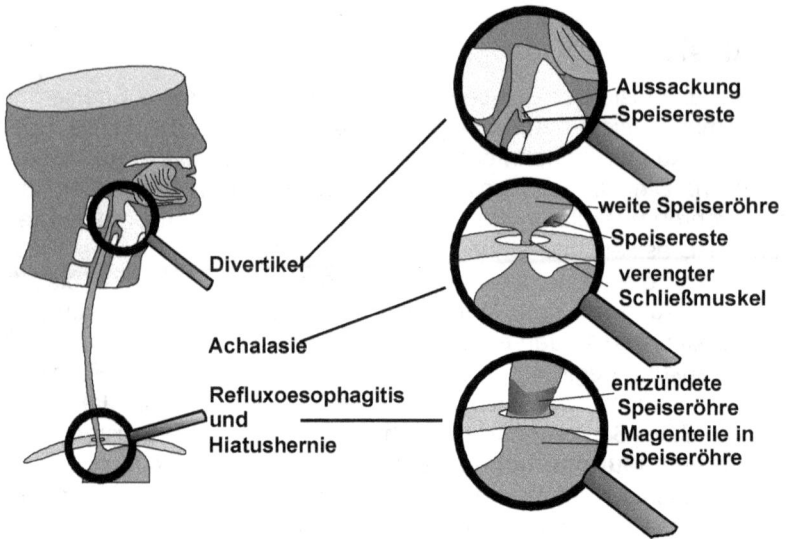

Aussackung
Speisereste

weite Speiseröhre
Speisereste
verengter Schließmuskel

entzündete Speiseröhre
Magenteile in Speiseröhre

Divertikel

Achalasie

Refluxoesophagitis und Hiatushernie

Erkrankungen der Speiseröhre mit Mundgeruch

Magen

Anatomie des Magens

Durch eine Öffnung, den Hiatus, im Zwerchfell mündet die Speiseröhre in den Magen. Wie eine Kuppel wölbt sich der Magengrund (= Fundus) über dem Magenkörper (= Corpus). Den Abschluß nach unten zum Zwölffingerdarm bildet der Magenpförtner (= Pylorus). Dem Pförtner ist der Vorraum (= Antrum) vorgeschaltet. Gelangt nun Nahrung durch die Speiseröhre in den Magen, wird diese durch wellenförmige Magenbewegungen (= Peristaltik) intensiv mit dem Magensekret vermischt. Der Speisebrei wird am geschlossenem Pförtner wie eine Welle, die gegen eine Kaimauer schlägt, immer wieder zurückgeworfen und schließlich portionsweise aus dem Vorraum durch den Pförtner in den Zwölffingerdarm weitergeschoben.

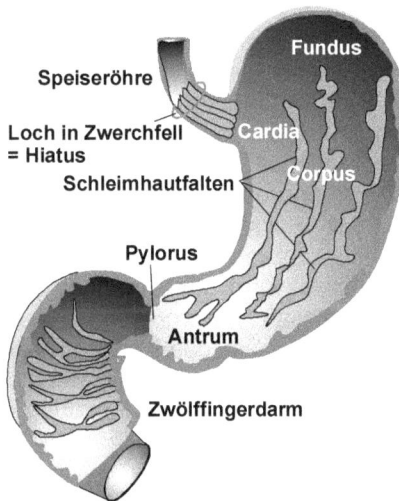

Anatomie von Magen und Zwölffingerdarm

Aufgaben des Magens

Der Magen dient als Zwischenspeicher für die aufgenommene Nahrung. Daneben muß der Magen den Speisebrei für die Verdauung im Dünndarm aufbereiten. Dies geschieht vor allem durch die Magensäure, konzentrierte Salzsäure, die von Drüsenzellen in der Magenschleimhaut gebildet wird. Andere Magenzellen bilden Schleim. Dieser Schleim kleidet die Magenwände aus und verhindert den direkten Kontakt der Schleimhaut-zellen des Magens mit der aggressiven Säure (nicht bewiesen!).

Außerdem macht der Schleim den Speisebrei gleitfähig. Die Magensäure tötet auch die mit der Nahrung aufgenommenen Bakterien und Pilze. Man spricht von der Säureschranke des Magens. Ein weiterer wichtiger Bestandteil des Magensaftes ist der sogenannte Intrinsic-Faktor. Der Intrinsic-Faktor ist eine großes Molekül, das sich mit dem Vitamin B12 aus der Nahrung verbindet. Nur dieser Molekül-Komplex kann im Dünndarm aufgenommen werden. Das Fehlen des Intrinsic-Faktors führt zu einem schweren Vitamin B12 Mangel, der auch bei strengen Vegetariern auftreten kann. Ein Mangel an Vitamin B12 führt zur Störung der Blutbildung (= Anämie) und zu einer chronischen Entzündung der Magenschleimhaut, was wiederum eine verringerte Bildung der Magensäure zur Folge haben kann. Die Sekretion des Magensaftes wird von Nerven und von Botenstoffen (= Hormone), vor allem von dem Gastrin und Secretin, gesteuert. Die normale Bildung der Magensäure hängt von verschiedenen Faktoren ab. Nüchtern sondern die Magendrüsen nur geringe Saftmengen ab. Unmittelbar vor, während und nach dem Essen kann die Magensaft-produktion auf das 20-fache ansteigen. Die Sekretion beginnt schon beim Gedanken an oder beim Anblick von Essen. Es läuft einem nicht nur das Wasser im Munde, sondern auch der Saft im Magen zusammen. Gelangt dann beim Schlucken Nahrung in den Magen, wird durch die Dehnung der Magenwand weitere Magensäure ausgeschüttet. Tritt der stark saure Speisebrei in den Zwölffingerdarm über, kommt es zu einem Stopp der Magensaftsekretion. Die Sekretion von Magensaft wird noch durch andere Stoffe beeinflußt. Das vor allem bei Allergikern ausgeschüttete Gewebs-hormon Histamin führt zu einer erhöhten Produktion und Ausschüttung von Magensaft ! Komischerweise führt auch längeres Hungern, die Abnahme der Glucose-Konzentration im Blut, zu einer *vermehrten* Sekretion von Magensaft. Offensichtlich wartet der Magen auf Nahrung ! Eine *verminderte* Magensaftbildung kann Ausdruck einer Unterfunktion der Nebennieren sein.

Auch die Psyche beeinflußt die Sekretion von Magensäure...

- Stress, Ärger und Zorn steigern die Sekretion von Magensäure.
- Trauer und Angst hemmen die Bildung u. Sekretion von Magensäure.

Chronische Gastritis

Es gibt drei Formen der chronischen Magenschleimhautentzündung...

- die Typ-A-Gastritis
- die Typ-B-Gastritis
- die Typ-C-Gastritis

Die **Typ-A-Gastritis** ist selten. Nur jede 20.-30. chronische Gastritis ist eine Typ-A-Gastritis. Die Typ-A-Gastritis beruht auf einer Immunreaktion des Körpers. Körpereigene Abwehrzellen bekämpfen irrtümlicherweise die Zellen der Magenschleimhaut. Dies führt durch die Zerstörung der Magendrüsen zu einer verringerten Bildung von Magensäure und Intrinsic-Factor.

Die **Typ-B-Gastritis** ist für bis zu 90% aller chronischen Gastritisformen verantwortlich. Die Mehrzahl dieser Form der Magenschleimhaut-entzündung soll durch das Bakterium Helicobacter pylori hervorgerufen werden. Ist nur die Oberfläche der Magenschleimhaut betroffen, kann die Schleimhaut noch vollständig ausheilen. Werden auch die Drüsenzellen in der Tiefe der Schleimhaut geschädigt, so führt dies zu einer Zerstörung dieser Drüsen und nachfolgend zu einer Unterproduktion von Magensäure (= atrophische Gastritis). In späten Stadien wandelt sich die Magenschleim-haut im Antrum in dünndarmähnliche Schleimhaut um.

Die **Typ-C-Gastritis** tritt hauptsächlich nach Magenoperationen auf, bei denen Teile des Magens entfernt wurden. Auch Alkohol und Rheumamittel können diese Form der Gastritis auslösen.

Symptome bei chronischer Gastritis

Eine chronische Gastritis muß nicht immer Beschwerden machen! Die Symptome einer chronischen Gastritis können sein...

- oft gar keine Beschwerden !!!
- Druck- und Völlegefühl nach dem Essen
- selten Appetitlosigkeit
- selten Übelkeit
- häufig zu wenig Magensäure
- Mundgeruch (aber nicht immer)

Helicobacter pylori - das mysteriöse Bakterium

Die Existenz dieses Bakteriums im menschlichen Magen wurde unter anderem durch den schlechten Atem seines Entdeckers, dem australischen Arzt Dr. Barry Marshall, bewiesen. Barry Marshall hatte dieses spiralige Bakterium zusammen mit seinem Kollegen Robin Warren bereits 1983 entdeckt, aber die Wissenschaft wollte diese Entdeckung lange nicht zur Kenntnis nehmen. Da kam Dr. Marshall der geniale Einfall: Er isolierte die Bakterien aus einem infizierten Magen und trank die Bakterienbrühe. Prompt entwickelte sich bei Dr. Marshall nach einigen Tagen eine Magenschleimhautentzündung mit allen Anzeichen einer Gastritis: Bauchschmerzen, Übelkeit und schlechter, fauliger Atem. Die Magenspiegelung bewies, was bis dahin keiner glauben mochte: Ein winziges Bakterium war in der Lage in einem derart unwirtlichen Milieu voller Salzsäure, wie es der Magen bietet, nicht nur zu überleben, sondern sich auch zu vermehren. Heute weiß man, dass Helicobacter nur deshalb im extrem sauren Magen überleben kann, weil es sich mit Hilfe des Enzyms Urease eine eigene „Atmosphäre" aus Ammoniak bildet. Ammoniak ist eine Base und kann die Magensäuren neutralisieren.

Dyspepsie - Alles nur Einbildung ?

Wenn Sie Beschwerden im Magen oder im Oberbauch haben, aber der Arzt auch bei der Magenspiegelung nichts feststellen kann, spricht er oft von einer funktionellen Dyspepsie. Die Symptome einer funktionellen Dyspepsie können verschiedenen Krankheitsbildern ähneln...

- der Refluxkrankheit (s.o.)
  mit Sodbrennen, saurem Aufstoßen, Schmerzen unter dem Brustbein
- einem Magengeschwür
  mit Nüchternschmerzen, die nach kleinen Mahlzeiten verschwinden
- einer Bewegungsstörung des Magens
  mit Druck- und Völlegefühl; vorzeitigem Sättigungsgefühl, Schmerzen im Oberbauch mal hier mal da, Unverträglichkeiten bestimmter Nahrungsmittel. Luftschlucken u. Aufstoßen nach dem Essen bringt keine Erleichterung

In vielen Fällen wird von den Betroffenen auch Mundgeruch angegeben. Es werden mehrere mögliche Ursachen für das „Leiden" diskutiert. Nachgewiesen werden konnte eine erhöhte Sensibilität des Magen-Darm-Traktes. Verstärkend wirkt wohl auch die Psyche des Patienten, der die Symptome oft falsch deutet oder überbewertet. Häufig nehmen Menschen unter Stress leichte Schmerzen stärker wahr als ausgeruhte Menschen. Aus diesem Grund haben Dyspeptiker im Urlaub oft keine Beschwerden.

Magengeschwüre

Magen- oder Zwölffingerdarmgeschwüre entstehen dann, wenn einem Zuviel an aggressiver Magensäure ein Zuwenig an schützenden Mechanismen gegenübersteht. Dabei ist die Säureproduktion oft normal oder sogar vermindert !!! Immer wiederkehrende (= rezidivierende) Geschwüre der Magenschleimhaut werden vor allem von Helicobacter pylori verursacht.

- Bei einem *Magen*geschwür findet man häufiger eine verkümmerte (= atrophische) Magenschleimhaut mit geringer Magensäure-Bildung.
- Bei einem Geschwür des Zwölffingerdarmes findet sich öfter eine verstärkte Magensäurebildung.

Symptome bei Magengeschwüren

- Schmerzen im Oberbauch
- Schmerzen unter dem Brustbein
- Schmerzen ½ - 3 Stunden nach dem Essen
- oft Übelkeit nach dem Essen
- Mundgeruch (nicht immer)

Wann sollten Sie zum Arzt ?

Wenn sich die Beschwerden innerhalb 4-6 Wochen nicht bessern, sollten Sie zu einem Spezialisten, einem Internisten oder Gastroenterologen.

Untersuchungen bei chronischer Gastritis und bei Magengeschwüren

- **Röntgen des Magens und Zwölffingerdarmes**
  Vor der Röntgenuntersuchung des Magens muß man Bariumsulfat-Brei schlucken, damit der hohle Magen auf dem Röntgenbild auch einen Kontrast ergibt. Bei der Untersuchung verfolgt der Arzt auf dem Röntgenmonitor den Weg des Barium-Breis durch die Speiseröhre in den Magen bis in den Zwölffingerdarm. Mit dem *Breischluck* können *keine* Aussagen über das Vorliegen einer chronischen Gastritis, wohl aber über Magengeschwüre gemacht werden.

Aussagekräftiger als die Röntgenaufnahme, aber auch unangenehmer, ist die Spiegelung des Magens mit einem Endoskop.

- **Magenspiegelung** (= Gastroskopie und Duodenoskopie)
  Bei der Magenspiegelung schiebt der Arzt ein flexible Schlauchoptik (= Endoskop) durch die Speiseröhre bis in den Magen und den Zwölffingerdarm vor. Geschwüre der Magen- oder der Zwöllfinger-darmschleimhaut können mit dem Endoskop direkt erkannt und beurteilt werden (Aussehen, Größe).
  Bei einer chronischen Gastritis sind aber oft keine Veränderungen sichtbar. Dann muß der Arzt Schleimhautgewebe abzupfen. Diese Gewebeprobe wird nach Anfärbung unter dem Mikroskop untersucht (= Histologie). Sind abgestorbene oder veränderte Drüsenzellen vorhanden, spricht dies für eine chronische atrophische Gastritis.
- **Säure-Messung des Magens** (= pH-Metrie des Magens)
  Mit der pH-Messung wird die Produktion von Magensäure über einen Zeitraum von 24 Stunden gemessen. Die Untersuchung mit Hilfe einer Magensonde, die durch die Nase in den Magen geschoben wird, ist sehr zeitaufwendig und mit einer längeren Röntgen-Durchleuchtung des Magens verbunden. Deshalb ist diese Untersuchung nur bei Verdacht auf eine *stark erhöhte Magensäureproduktion* angezeigt.
- **Histologie**
  Eine chronische *atrophische* Gastritis, bei der säureproduzierende Zellen zugrunde gegangen sind, sollte *immer* durch die Untersuchung von Gewebeproben (= histologisch) nachgewiesen werden.
- **Ultraschall**
  Die Ultraschalluntersuchung des Magens hat in Bezug auf eine chronische Gastritis keine Aussagekraft.

Komplikationen einer chronischen Gastritis

Die Komplikationen einer chronischen Gastritis können sein...

- Vitamin-B12-Mangel (perniziöse Anämie).
- Eisenmangel (Symptome: Blutarmut, Zungenbrennen etc.). Die Aufnahme von Eisen im Dünndarm ist von der Säurekonzentration des Speisebreis abhängig. Je saurer, desto mehr Eisen wird aufgenommen.
- Überwucherung des Dünndarmes mit Dickdarmbakterien (s. SBOG).
- Bildung von Magen- oder Zwölffingerdarmgeschwüren.

Komplikationen bei einem Magengeschwür

In der Regel kann ein Magengeschwür, wenn die Ursachen wie zum Beispiel Stress und Alkohol wegfallen, auch spontan und ohne Medikamente ausheilen. Bei anhaltender Schädigung können aber auch ernste Komplikationen auftreten...

- stärkere Blutungen treten auf, wenn vom Geschwür Blutgefäße „angefressen" werden. Bei stärkeren Blutungen wird fast immer Blut erbrochen. Bei geringeren chronischen Blutungen färbt sich der Stuhl schwarz (=Teerstuhl)
- ein Magendurchbruch entsteht, wenn tiefe Geschwüre die Magenwand durchbrechen (= Perforation)
- treten Magengeschwüre immer wieder an derselben Stelle der Schleimhaut auf, kann die Schleimhaut dort entarten, es entsteht Magenkrebs.

Krankheiten mit ähnlichen Symptomen

Grundsätzlich können viele andere Erkrankungen von Bauchorganen Oberbauchschmerzen bzw. Schmerzen im Magenbereich verursachen. Häufiger sind dies...

- Zwerchfellbruch (s. Hiatushernie)
- Dyspepsie (s. dort)
- Magenstarre (= Magenatonie) nach Medikamenten oder nach einem opulentem Mahl

Und auch daran sollte man bei länger bestehenden Schmerzen denken...

- Magenkrebs

Therapie der chronischen Gastritis

Eine medikamentöse Therapie mit Säurebindern, Säureblockern oder Säurehemmern sollte nur bei *nachgewiesener Übersäuerung* und *nach Ausschluß* einer chronischen atrophischen Gastritis durch den histologischen Befund des Magens erfolgen !

- Säurebinder (= Antacida) neutralisieren die bereits ausgeschiedene Säure durch Laugen (= Basen)
  Beispiel: Aluminiumhydroxid, Magnesiumhydroxid
- Säureblocker (= H2-Blocker) reduzieren die Histaminbildung Histamin erhöht u.a. die Säuresekretion des Magens
  Beispiel: Ranitidin®, Cimetidin® etc.
- Säurehemmer (= Protonenpumpenhemmer) verhindern, dass Wasserstoff zur Bildung von Salzsäure (= HCl) in die Magenzellen gepumpt wird. Beispiel: Omeprazol®

Einige Medikamente bewirken durch eine Verstärkung der Magenbewegungen eine schnellere Entleerung und damit Schonung des Magens. Hierzu gehören...

- Metoclopramid (Paspertin®)
- Cisaprid (Propulsin®)
- Pirenzepin (Gastrozepin®)

Wird als Ursache der chronischen Gastritis eine Besiedlung mit Helicobacter pylori nachgewiesen (s. Atemtest), ist eine Auslöschung dieser Keime durch eine sogenannte Eradikationstherapie angezeigt.
Wenn Ihnen diese Therapie zu radikal ist, können Sie es auch einmal mit einer Knoblauchkur probieren. Im Reagenzglas hemmt Knoblauch das Wachstum der Helicobacter-Bakterien. Allicin, der stark riechende, antibakterielle Stoff im Knoblauch, entsteht beim Schneiden oder Zerdrücken von Knoblauch. Beim Kochen verliert der Knoblauch seine antibakteriellen Eigenschaften !

Was Sie selbst tun können

Eine Schonkost bei der chronischen Gastritis gibt es heute nicht mehr. Durch bewußtere Aufnahme der Speisen kann man einen geschädigten Magen aber entlasten.

- Nehmen Sie öfter kleinere Mahlzeiten zu sich
- Kauen Sie die Nahrung gut durch, das spart dem Magen Zerkleinerungsarbeit

Bei vorgeschädigter Magenschleimnhaut sollte man auf einige Genußgifte verzichten. Diese Genußgifte steigern die Magensaftsekretion. Dies ist auch bei einer chronischen Gastritis mit *verminderter* Magensaftsekretion nicht erwünscht.

* Verzicht auf Alkohol
  Alkohol steigert die Magensaftproduktion
* Verzicht auf Kaffee
  Kaffée stimuliert die Säureproduktion des Magens
  (Tee hemmt die Sekretion !)
* Verzicht auf Kaugummi
  Kaugummikauen führt zu vermehrter Ausschüttung von Magensäure
* Verzicht auf Nikotin
  Rauchen führt zu einer Minderdurchblutung der Magenschleimhaut und so zu einer schlechteren Ernährung der Schleimhautzellen selbst.
* Weglassen von Medikamenten, die die Magenschleimhaut schädigen
  Schmerzmittel wie z.B. Aspirin®, Rheumamittel (Packungsbeilagen beachten)

Da die Psyche für einen Großteil der Magengeschwüre mitverantwortlich zu sein scheint, ist ein ausgeglichener Lebenswandel ohne negativen Dauerstress (= Dystress) die sinnvollste Therapie (s. Psyche)

Homöopathie

Homöopathie hilft bei chronischen Erkrankungen oft besser als die Schulmedizin !

Traditionelle chinesische Medizin (= TCM)

Die TCM behandelt den ganzen Menschen. Die TCM besteht nicht nur aus Akupunktur, sondern vor allem in der Verordnung von Diäten und Kräuter-heilkunde. Bei chronischen Erkrankungen ist sie m.E. der westlichen Medizin weit überlegen.

Gastritis und Mundgeruch

Wie wir gesehen haben, sind die meisten chronischen Gastritisformen durch ein *Zuwenig an Magensäure* gekennzeichnet. Die Säure des Magens bietet dem Dünndarm Schutz vor Keimen, die mit der Nahrung aufgenommen oder mit den Sekreten aus dem Mund-Nasen-Rachen-Raum heruntergeschluckt werden. Eine verminderte Säureproduktion muß also zwangsläufig zu einer vermehrten Ansiedlung von Bakterien im oberen Dünndarm führen !! Dazu kommt, dass den Keimen im oberen Dünndarm eine Vielfalt an noch *unverdauter* Nahrung zur Verfügung steht.

Die Darmbakterien produzieren aus den Eiweißen, Kohlenhydraten und Fetten in unserer Nahrung aber ganz andere Stoffe, als es unsere körpereigenen Enzyme tun würden. Übelriechende Schwefelverbindungen, biogene Amine (Abbau von Eiweißen) und übelriechende kurzkettige Fettsäuren (Abbau von Kohlenhydraten und Fetten) sind Ergebnisse von bakterieller Fäulnis und Gärung.

Die Stoffwechselprodukte der Bakterien können in die Blutbahn gelangen, flüchtige Stoffe können über die Lungen abgeatmet werden – Mundgeruch. Andere Stoffe, bakterielle Toxine, können die Darmschleimhaut schädigen.

Es ist leider eine traurige Wahrheit, dass noch immer viele Ärzte, ohne dass ein Zuviel an Magensäure nachgewiesen wurde, Patienten mit chronischer Gastritis Säureblocker - oder Säurehemmer verschreiben. Dadurch tragen sie zur verstärkten bakteriellen Besiedlung des Dünndarmes und auch zu Mundgeruch bei.

Bauchspeicheldrüse (= Pankreas)

Anatomie und Funktion der Bauchspeicheldrüse

Die Bauchspeicheldrüse ist ein nur 15 Zentimeter langes Drüsenorgan. Sie liegt quer unterhalb des Magens. Der in der Bauchspeicheldrüse gebildete Bauchspeichel wird über einen kurzen Ausführungsgang in den Zwölffingerdarm abgegeben. In der Bauchspeicheldrüse werden Enzyme für die Eiweiß-, Kohlenhydrat- und die Fettverdauung gebildet. Da diese Enzyme in den Darm, also nach außen (der Darm hat wie die Haut Kontakt zur Außenwelt !), abgegeben werden, nennt man diese Drüsenfunktion exokrin. Daneben produzieren die in der Bauchspeicheldrüse verstreut liegenden Inselzellen das Hormon Insulin, das in die Blutbahn (= endokrin) abgegeben wird. Insulin ist für die Aufnahme von Glucose in die Gewebe verantwortlich. Wird nicht genug Insulin gebildet, spricht man von der Zuckerkrankheit, weil *zuviel* Zucker (= Glucose) in der Blutbahn zirkuliert.

Der Bauchspeichel für die Verdauung von Eiweiß, Fett und Kohlenhydraten wird unmittelbar nach Beginn der Nahrungsaufnahme in den Darm abgegeben. Der Bauchspeichel ist stark alkalisch und neutralisiert den sauren Magensaft. Wird die Bauchspeicheldrüse durch eine Entzündung geschädigt (= Pankreatitis), werden zu wenige Verdauungsenzyme gebildet. Die Folge ist eine ungenügende Verdauung von Eiweißen, Fetten und Kohlenhydraten im Dünndarm.

Chronische Entzündung der Bauchspeicheldrüse

Eine chronische Bauchspeicheldrüsenentzündung (= Pankreatitis) kann entstehen, wenn der Bauchspeichel nicht in den Dünndarm abfließen kann. Der aggressive, stark alkalische, Bauchspeichel staut sich in der Bauchspeicheldrüse und „verdaut" die eigenen Zellen. Eine mögliche Ursache können Gallensteine sein, die den gemeinsamen Ausführungs-gang von Gallenblase und Pankreas verlegen. Bei einer chronischen Entzündung der Bauchspeicheldrüse wandelt sich das aktive Drüsen-gewebe in inaktives Bindegewebe um. Die chronische Entzündung der Bauchspeicheldrüse äußert sich in heftigen und immer wiederkehrenden Schmerzattacken. Der Schmerz verläuft quer über den Oberbauch und strahlt in die linke Schulter aus. Erst wenn 90% der Drüsenzellen, die den Bauchspeichel bilden, geschädigt sind, wirkt sich eine chronische Bauchspeicheldrüsenentzündung auf die Verdauung aus. Der Mangel an Verdauungsenzymen führt auf die Dauer zur Gewichtsabnahme. Ein Teil der unverdauten Fette wird auch von den Darmbakterien nicht verstoffwechselt und deshalb mit dem Stuhl ausgeschieden. Wegen des Fettgehaltes sieht der Stuhl tonfarben aus und bleibt an der Schüssel kleben.
Wegen des höheren Wassergehaltes ist der Stuhl breiig oder wässrig. Was hat dies alles mit Mundgeruch zu tun ? Die beeinträchtige Fettverdauung führt zu einer verminderten Aufnahme von fettlöslichen Vitaminen. Bei einem Vitamin-A-Mangel leiden Haut und Schleimhäute. Geschädigte Schleimhäute sind ein idealer Nistplatz für pathogene Keime. Einige unter Ihnen produzieren übelriechende Gase. Eine verminderte Verdauung von Proteinen und Kohlenhydraten führt zu einem Nahrungsüberangebot für geruchsbildende Darmbakterien weiter darmabwärts. Diese Bakterien können sich jetzt explosionsartig vermehren. Die starke Gasbildung beim bakteriellen Abbau von Eiweißen und Kohlenhydraten äußert sich in Blähungen und - wenn die Bakterien im Dünndarm sitzen - in Mundgeruch. Der Nachweis einer Unterfunktion der exokrinen Bauchspeicheldrüse läßt sich heute elegant im Stuhl erbringen.

Bestimmung der Pankreas-Elastase im Stuhl

Die Pankreas-Elastase ist ein eiweißspaltendes Enzym, das nur in der Bauchspeicheldrüse gebildet wird. Ein bohnengoßes Stück Stuhl reicht aus, um darin den Gehalt an Pankreas-Elastase zu bestimmen. Erniedrigte Werte sprechen für eine Schädigung der Bauchspeicheldrüse. Nur bei schweren Störungen der Bauchspeicheldrüsenfunktion ist die Bestimmung eines weiteren Pankreasenzyms, des Chymotrypsins, im Stuhl sinnvoll. Bei fortgeschrittener Entzündung können auch die Inselzellen der Bauchspeicheldrüse in Bindegewebe umgewandelt werden.
Bei der Zuckerkrankheit, dem Diabetes mellitus, wird nur noch wenig oder gar kein Insulin mehr gebildet.

Zuckerkrankheit (= Diabetes mellitus)

Zuckerkranke riechen ab und an nach Aceton. Fehlendes Insulin verhindert beim Zuckerkranken, dass Blutzucker (= Glucose) in die Gewebe aufgenommen wird. Die Gewebe hungern ! Der Körper reagiert wie bei jedem längeren Fasten oder Hungern, indem er die Fettreserven angreift. Fette werden also aus den Fettspeichern herausgelöst und ins Blut abgegeben. In der Leber werden diese Fette abgebaut und in Blutzucker umgewandelt. Als Zwischenstufe beim Fettabbau entstehen die sogenannten Ketonkörper Acetessigsäure, Hydroxy-Buttersäure und Aceton. Geschieht der Abbau der Fette in der Leber schneller als deren Umwandlung in Zucker,dann werden die überschüssigen Ketonkörper in den Blutkreislauf ausgespült. Ein Teil der Ketonkörper wird mit dem Urin ausgeschieden. Fallen sehr große Mengen dieser Ketonkörper an, versucht der Körper diese auch über die Lungen loszuwerden. Sie werden abgeatmet. So entsteht der typische Geruch eines Diabetikers nach Aceton, wenn er längere Zeit kein Insulin erhalten hat. Beim Fasten oder im Hunger werden die gleichen Stoffe abgeatmet, aber auch bei Fieber !

Darm

Anatomie und Funktion von Dünndarm und Dickdarm

Die Muskulatur des Magens befördert den angesäuerten Speisebrei durch den Pförtner weiter in den Zwölffingerdarm. In den Zwölffingerdarm, er ist nur zwölf Fingerbreiten lang, münden die Ausführungsgänge der Bauchspeicheldrüse und der Gallenblase. Die Enzyme des Bauchspeichels dienen der Aufspaltung von Fetten, Eiweißen und Kohlenhydraten. Die Galle wirkt wie ein Spülmittel. Gallensäuren emulgieren die Fette, machen sie in Wasser lösbar. Nur so können kleinste Fettröpfchen in die Darm-schleimhaut eingeschleust werden. Im weiteren Verlauf des bis zu drei Meter langen Dünndarmes wird die von Enzymen zerlegte Nahrung durch die Darmschleimhaut aufgenommen, sie wird resorbiert. Im Dickdarm kommen nur noch die unverdaulichen Überreste unserer Nahrung an. Diese Ballaststoffe werden von der Dickdarmmuskulatur unermüdlich durchgeknetet und weiterbefördert, bis sie als Stuhl wieder das Licht der Welt erblicken. Die Weiterbeförderung des Speisebreis im gesamten Darm übernimmt eine Ring- und Längsmuskulatur.

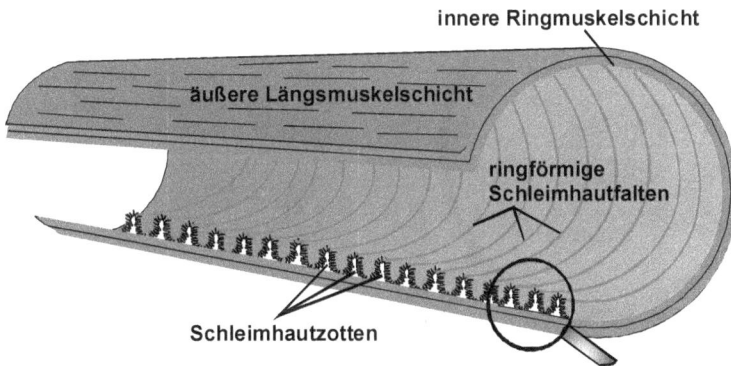

innere Ringmuskelschicht

äußere Längsmuskelschicht

ringförmige Schleimhautfalten

Schleimhautzotten

Quer- und Längsschnitt durch Dünndarm

Die von der Darmschleimhaut gebildeten Darmfalten sind besetzt mit unzähligen feinsten Zotten. Auf den Zotten wiederum reihen sich dicht an dicht Millionen von Zellen der Darmschleimhaut.

Diese Schleimhautzellen strecken ihre winzigen Ausstülpungen, Mikrovilli, in das Innere des Darmes aus. Wie die Tentakel der Seeanemonen oder die Polypen lebender Korallenbänke.

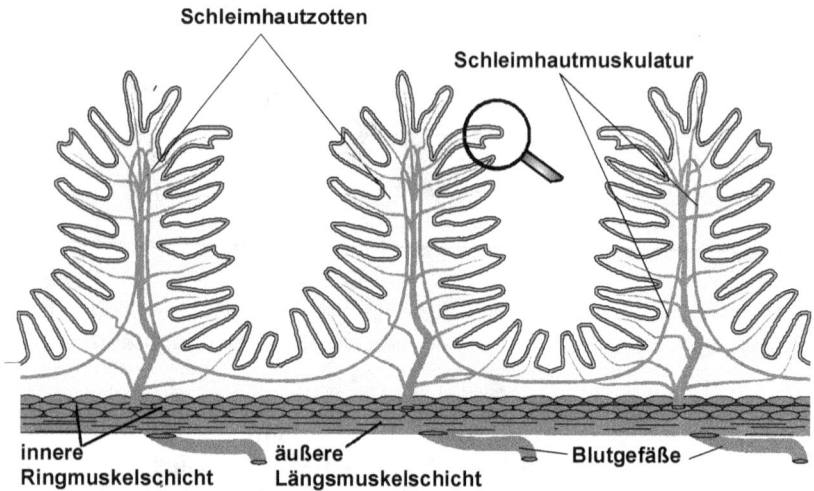

Aufbau der Dünndarm-Schleimhaut

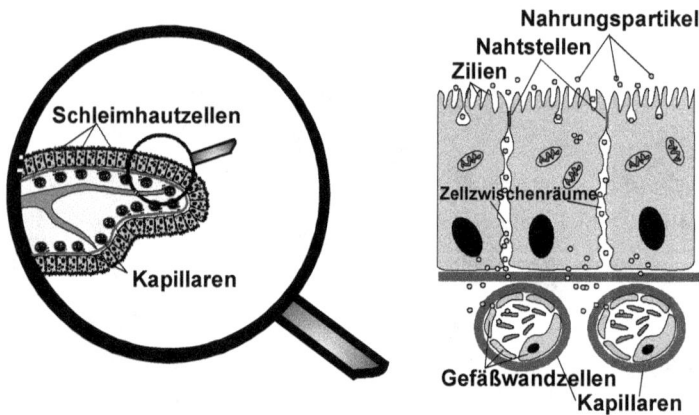

Stofftransport durch Darmschleimhautzellen

Da die Nahrung und alle anderen Stoffe, die wir essen oder versehentlich schlucken, von außen kommen, hat unser Verdauungstrakt genau wie unsere Haut direkten Kontakt zu unserer Außenwelt. Und was für einen Kontakt ! Unsere Nahrung wird auf ihrem Weg vom Mund zur Toilette an nicht weniger als 300-500 Quadratmeter Darmoberfläche vorbei befördert.

Diese riesige Oberfläche erfordert ein ausgeklügeltes System zum Schutz unseres Körperinneren vor Giftstoffen und Keimen, die mit der Nahrung in unseren Körper gelangen.

Wunderwaffe Darmschleimhaut

Unser Verdauungstrakt, vom Mund bis zum Anus, ist umgeben von einer Maginot-Linie der Immunabwehr. Zellen der Körperabwehr sitzen in den Mandeln, den Gaumen-, Zungen- und Rachenmandeln. Im Magen werden Keime durch die Magensäure, hochkonzentrierte Salzsäure, getötet. Am meisten „hochgerüstet" aber ist die Darmschleimhaut. Im Dünndarm befindet sich unter der Darmschleimhaut eine Kette inselartiger Bastionen, die Peyerschen Plaques. Diese Festungen sind bevölkert mit Millionen Abwehrzellen. Zwischen den Schleimhautzellen lauern Abwehrzellen unge-betenen Eindringlingen, Bakterien und Pilzen, aber auch anderen Fremd-stoffen (= Antigene), auf. Ein Querschnitt durch die Darmschleimhaut zeigt die einzelnen Verteidigungslinien. An vorderster Front sind die Billionen Darmbakterien, die über den Zellen und zwischen den Mikrovilli der Darmschleimhaut in einem „seichten Meer" aus Schleim und Wasser leben. Auf dem „Meeresgrund" warten die Schleimhautzellen mit ausgestreckten Tentakeln auf vorbei schwimmende Nährstoffe.

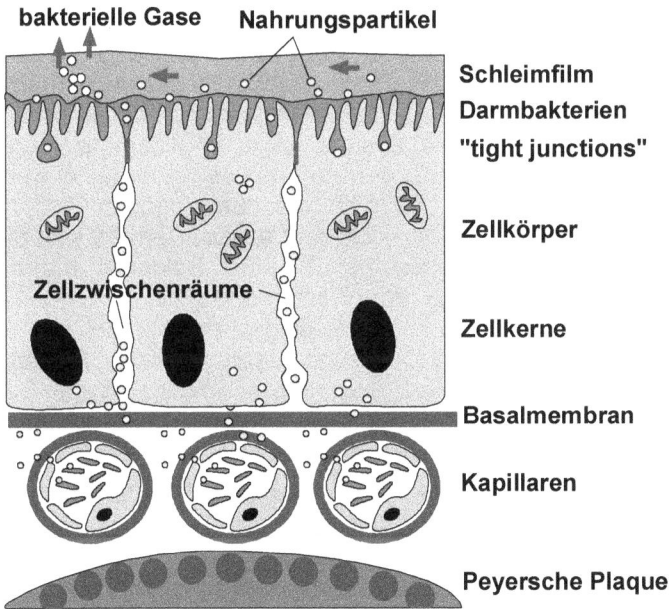

Schichten der Darmschleimhaut

Die Schleimhautzellen sind in Richtung Darminneres untereinander mit Haftflächen, sogenannten „tight junctions" verbunden. Diese Haftflächen bilden eine Barriere gegen Keime, Fremdstoffe und Gifte.

Die Dichte der bakteriellen Besiedlung der Darmschleimhaut sorgt dafür, dass sich keine fremden, vielleicht sogar pathogenen, Keime auf der Darmschleimhaut ansiedeln können. Man spricht von der Kolonialresistenz des Darmes.

Mikroflora des Darmes

Während im Magen - bei intakter Säureproduktion - nur wenige Bakterien-arten überleben können, nimmt die Artenvielfalt und auch die Zahl der Keime in Richtung Dickdarm stetig zu. Im Dickdarm findet man mehr als eine Billion Keime pro Gramm Darminhalt !!! Die Besiedlung des Darmes beginnt mit der Geburt und wird von da an entscheidend von der Ernährung des Säuglings bestimmt. So hat ein gestilltes Kind durch eine „resistentere" Darmflora im späteren Leben eine bessere Immunabwehr, das heißt, weniger Grippe, weniger Schnupfen usw., als eine Kind, das mit der Flasche aufgezogen wurde. Im Laufe des weiteren Lebens bleibt die Darmflora in ihrer Zusammensetzung nahezu unverändert (Ausnahmen: lange Antibiotika-Therapien, Immunschwäche, Vegetarismus, Darment-zündungen). Es ist deshalb zu vermuten, dass flaschengenährte Kinder im späteren Leben auch einen empfindlicheren Darm haben als Kinder, die von der Mutterbrust ernährt wurden. Erstere dürften somit eher zu Störungen in der Verdauung und auch zu Mundgeruch neigen. Während man früher annahm, dass vor allem Coli-Bakterien den Darm besiedeln, weiß man heute, dass diese Keime nicht einmal 1-3% der Darmbakterien ausmachen ! Im Darm ist wegen mannigfacher sauerstoffverbrauchender Stoffwechselprozesse nur wenig Sauerstoff vorhanden. Deshalb hat sich die überwiegende Zahl der Darmbakterien auf ein Leben *ohne* Sauerstoff spezialisiert. Es sind dies die Anaerobier (anaerob = ohne Sauerstoff). Diese Bakterien, die man früher kulturell, d.h. durch Züchtung auf Nährböden, nicht nachweisen konnte, weil sie in der Luft sofort zugrunde gingen, machen den größten Teil der Darmbakterien aus. Die Überlebens-strategie dieser Bakterien heißt Gärung und Fäulnis.

Gärung und Fäulnis

Wandert Nahrungsbrei, Eiweiße, Fette und Kohlenhydrate, unverdaut in den unteren Dünndarm oder in den Dickdarm, dienen diese Nährstoffe den dort lebenden Bakterien und Pilzen als Nahrung. Der Nahrungsbrei gärt und fault. Die Folge ist oft eine starke Gasbildung (Blähungen) im Darm.

- Gärung nennt man den bakteriellen Abbau von *Kohlenhydraten* unter Sauerstoffabschluß.
- Fäulnis ist der bakterielle Abbau von *Eiweißen* unter Sauerstoffabschluß.

Bei der Fäulnis entstehen übelriechende Faulgase wie der Schwefel-wasserstoff. Bei der Gärung entstehen kurzkettige Fettsäuren wie die Buttersäure, sie macht den Geruch ranziger Butter aus. Beim bakteriellen Abbau von Eiweißen und Kohlenhydraten entstehen daneben giftige Stoffe, Toxine, welche die Darmschleimhaut schädigen können. Eines der Zellgifte ist der Ammoniak. Eine geschädigte Darmschleimhaut wird durchlässig für alle möglichen Substanzen, für die sie normalerweise undurchlässig ist.

Die Darmschleimhaut verliert ihre Schutz- und Barrierefunktion. Ist der Damm erst einmal gebrochen, gelangen alle möglichen Stoffe und Gase durch die Darmschleimhaut in die darunter liegenden kleinsten Blutgefäße (= Kapillaren). Die Moleküle zirkulieren im Blutkreislauf des Körpers, flüchtige Stoffe werden über die Lungen abgeatmet – Mundgeruch ! Dagegen hilft kein noch so gründliches Zähneputzen oder Mundspülen.

Es gibt noch immer Mediziner, die bestreiten, dass Mundgeruch auch aus dem Darm kommen kann. Hierzu gibt es ein eindrucksvolles Experiment: Gibt man einer Versuchsperson Knoblauch zu essen, so kommt der Geruch zu Beginn aus dem Mund, nach circa drei Stunden kommt der Geruch aber hauptsächlich aus der Lunge. Die im Darm in die Blutbahn geschleusten Geruchsmoleküle werden in der Lunge an die Ausatemluft abgegeben ! Da Knoblauchduftmoleküle relativ große Moleküle sind (u.a. Allylmethylsulfide), ist zu folgern, dass auch kleinere Moleküle über den gleichen Weg in die Atemluft gelangen können (z.B. Schwefelwasserstoffe, Mercaptane, Buttersäure, Biogene Amine etc.). Dies alles sind Stoff-wechselprodukte von Bakterien, die unseren Darm besiedeln.

Ich hoffe, Ihnen ist nun klar geworden wie wichtig eine gesunde Darmflora für unser Wohlbefinden und ein Leben *ohne* Mundgeruch ist.

Zur Veränderung der physiologischen Darmflora können alle Störungen der Verdauung beitragen...

- Eine ungenügende Aufspaltung der Nahrung im Darm (= Maldigestion)
  Ursachen: Bauchspeicheldrüsen-Unterfunktion, zu wenig Galle etc.
- Eine ungenügende Aufnahme der Nahrung durch die Darmwand (= Malabsorption oder Malresorption)
  Ursachen: Nahrungsmittel-Intoleranzen, Darmwandschädigung u.v.m.

Beide Formen der Verdauungsstörung haben eine Anhäufung unverdauter Nahrung im Darm zur Folge. Die unverdaute Nahrung steht den Darmbakterien und Darmpilzen zur Verfügung. Je nach Nahrung, Eiweiße, Kohlenhydrate oder Fette, nehmen *die* Bakterien an Zahl zu, welche diese Nahrung bevorzugen. So führt ein übermäßiges Eiweißangebot oft zu einer Zunahme von toxin-produzierenden Clostridien im Darm. Clostridien sind derart stoffwechselaktiv, dass sich die gebildeten großen Gasmengen nur in Form von Blähungen und F..en Luft machen können. Einige Endprodukte des bakteriellen Stoffwechsels sind Faulgase und Giftstoffe, vor allem die biogenen Amine, welche die Zellen der Darmwand schädigen. Die geschädigte Darmwand wird durchlässig für viele andere Stoffe und Moleküle, die bislang *nicht* die Schleimhautbarriere passieren konnten. Gleichzeitig nimmt die Resorption von physiologischen Nahrungs-bestandteilen durch die entzündeten Schleimhäute ab, was zu vermehrter Anflutung unverdauter Nahrungspartikel im Darm führt. Ein „circulus vitiosus", ein Teufelskreis.

Verstopfung kann zu einer Veränderung der Bakterienflora im Darm und zu schlechtem Atem führen.

Verstopfung

Seltener Stuhlgang, weniger als 2-3 mal pro Woche, vorwiegend harter, Schafskot ähnlicher Stuhl und auch regelmäßig schmerzhafter Stuhlgang zählen zur Verstopfung. Eine *chronische* Verstopfung kann vielfältige Ursachen haben. Eine ballaststoffarme Ernährung ist die Hauptursache. Zuwenig Flüssigkeitszufuhr und ein bewegungsarmes Leben begünstigen eine chronische Verstopfung. Weitere Ursachen für eine chronische Verstopfung sind...

* Psychische Ursachen
  z.B. „Reiseverstopfung" aus Ekel vor fremden Toiletten
* Unterdrücken des Stuhlgangs
  z.B. aus Zeitmangel, aus Angst vor Hämorrhidenschmerz etc.
* Hormonelle Erkrankungen
  Diabetes, Schilddrüsenunterfunktion etc.
* Mißbrauch von Abführmitteln
* Medikamentös
  z.B. Antazida auf Aluminiumbasis, Beruhigungsmittel u.v.m.

Bei der chronischen Verstopfung verweilt der Stuhl sehr lange im Dickdarm. Die *Entgiftung* des Körpers durch den Stuhlgang unterbleibt vorübergehend.

Der Körper muß Giftstoffe und Schlacken über andere Wege loswerden. Über die Schweißdrüsen, den Speichel und die Atemluft. Kurzkettige Fettsäuren wie die Buttersäure findet man im Schweiß. Das nach verfaultem Fleisch riechende Cadaverin ist im Speichel nachweisbar. Dass Gase und andere kleine Moleküle durch die Schleimhaut des Dickdarmes in die Blutbahn gelangen können, zeigen Versuche mit einer Stärke-Diät. Die Stärke in unseren Nahrungsmitteln ist nicht verdaulich. Die Stärke wird aber von den Bakterien in unserem Darm (v.a. im Dickdarm) abgebaut. Das Maß dieses bakteriellen Stoffwechsels kann durch den Wasserstoff-Atemtest ermittelt werden. Neben Wasserstoff erscheint bei einer Stärke-Diät auch das geruchlose Gas Methan in unserem Atem.

Es erscheint daher nur einleuchtend, dass weitere kleinere Moleküle des bakteriellen Stoffwechsels, zum Beispiel Schwefelwasserstoff, Skatol, Indol und die kurzkettigen Fettsäuren, zum Teil auch mit unserem Atem ausgeschieden werden. Leider gibt es zu diesem Aspekt - Verstopfung und Mundgeruch - keine Forschungsergebnisse. Offensichtlich stellt Mund-geruch für die Mehrzahl der Gastroenterologen kein ernst zu nehmendes Symptom dar.

Neben all den Abführmitteln gibt es auch Mittel ohne Nebenwirkungen. Sport und Wasser. Ausdauersport fördert die Darmbewegungen (= Peristaltik). Wer eine Stunde *vor* dem Frühstück ein Glas Wasser trinkt bringt den Darm ebenfalls in Schwung.

Divertikel

Bei ballaststoffarmer Ernährung muß der Dickdarm paradoxerweise mehr Kraft zum Transport der doch *geringen* Mengen unerverdauter Nahrung aufwenden. Auf Dauer führt dies zu einem erhöhten Druck im Dickdarm. Eine Starre des Dickdarmes, der sogenannte spastische Colon, und Divertikel, das sind Ausstülpungen der Darmwand, können die Folge sein. In diesen Divertikeln können sich Kotreste sammeln, was zur Entzündung der Schleimhaut führen kann. Eine Komplikation eines entzündeten Divertikels ist der Durchbruch in den Bauchraum oder eine Fistelbildung zu anderen Organen im Bauchraum. Fisteln vom Darm in den Magen machen *immer* einen faecalen Mundgeruch. Da bei allen Entzündungen der Darmschleimhaut deren Barrierefunktion gegen Giftstoffe und Keime gestört ist, können prinzipiell alle Entzündungen der Darmschleimhaut potentielle Ursachen von Mundgeruch sein.

Entzündungen der Darmschleimhaut

Chronische Entzündungen der Darmschleimhaut kommen vor bei...

* Morbus Crohn
  beim Morbus Crohn ist vor allem der Dünndarm betroffen

- Colitis ulcerosa
bei der Colitis ulcerosa ist nur der Dickdarm betroffen

Ferner sollte man bei chronischen Entzündungen der Darmschleimhaut an Parasiten und Würmer denken. Manche Würmer können bis zu 30 Jahren im Darm und in den Gallenwegen überleben und sich dort auch vermehren!
Und dies oft ohne Symptome oder mit nur leichten Beschwerden: Bauchschmerzen, Durchfälle oder Verstopfung.

In diesem Zusammenhang sei noch erwähnt, dass es bei allen chronisch entzündlichen Darmerkrankungen zu Fistelbildungen in andere Organe kommen kann. Das wichtigste Symptome einer Fistel vom Dickdarm zum Magen (= gastrocolische Fistel), zum Beispiel beim Morbus Crohn, ist ein faecaler Mundgeruch.

Leaky Gut Syndrome – der undichte Darm

Was die Amerikaner so treffend mit Leaky Gut Syndrome (= Syndrom des durchlässigen Darmes) bezeichnen, bringt die Sache auf den Punkt. Eine entzündete Darmschleimhaut verliert ihre Barrierefunktion gegenüber bakteriellen Stoffwechselprodukten und den Bakterien selbst. Menschen mit ausgeprägtem Leaky Gut Syndrome haben mitunter üblen Atem- und Körpergeruch.

Wie entsteht ein undichter Darm ?

Hauptursachen für einen undichten Darm sind Infektionen mit Viren, Bakterien oder Protozoen, Alkohol und gewisse Medikamente (vor allem die nichtsteroidalen Entzündungshemmer, z.B. Aspirin, Ibuprofen). Auch Antibiotika können einen Leaky Gut verursachen. Nicht wenige Antibiotika töten unser *nen* Darmbakterien und zerstören so eine wichtige Schutzbarriere des Darmes. Neben Alkohol können andere Giftstoffe zu einer Entzündung der Darmschleimhaut und so zu einem vermehrten Durchtritt von unerwünschten Molekülen durch die Darmschleimhaut führen. Auch Dauerstress kann die Darmschleimhaut schädigen. Im Stress werden die Verdauungsorgane mangelhaft durchblutet. Die schnell wachsenden energiehungrigen Epithelzellen können durch Sauerstoff-mangel geschädigt werden und absterben. Eine langdauernde Verstopfung kann zur "Vergiftung" des Darmes führen und die Zellen der Darmschleimhaut schädigen.

Die Folgen eine undichten Darmes

Normalerweise gelangen nur die kleinsten Einheiten, aus denen Eiweiße, Kohlenhydrate und Fette zusammengestzt sind, in unsere Blutbahn – Aminosäuren, Einfachzucker und Fettsäuren.

Wenn nun aber größere Nahrungsmoleküle in die Blutbahn gelangen, werden diese von unserer Immunabwehr als körper*fremd* identifiziert. Die Immunzellen bilden Antikörper, die sich an die fremden Moleküle heften. Freßzellen werden angelockt, diese vertilgen die fremden Moleküle. Beim nächsten Kontakt mit demselben Nahrungsmolekül reagiert die Immun-abwehr schneller und heftiger. Man nennt diese übertriebene Reaktion der Immunabwehr Allergie. Die auslösenden Bestandteile der Nahrung werden nicht mehr vertragen. Bauchschmerzen und Durchfälle sind die Folge. Gelangen Keime der normalen Darmflora durch die undichte Darm-schleimhaut, werden auch gegen diese "eigenen" Keime Antikörper gebildet. Der Körper bekämpft von nun an auch diese "guten" Bakterien im Darm. In den freiwerdenden Nischen der Schleimschicht können sich vermehrt "schlechte" Bakterien oder Pilze einnisten.

Sind die Zellen der Darmschleimhaut geschädigt, werden viele Nährstoffe, die normalerweise aktiv durch diese Zellen transportiert werden, nicht mehr resorbiert, aufgenommen. Langfristig entwickelt sich eine Verdauungs-störung mit allen ihren Folgen (u.a. Gewichtsverlust, Vitaminmangel etc.). Die von der Darmschleimhaut nicht mehr aufgenommenen Nahrungs-bestandteile stehen jetzt den Darmbakterien als Nahrung zur Verfügung. Die Folgen sind übermäßige Gasbildung und Vergiftung des Darmmilieus durch bakterielle Toxine. Die Schleimhaut wird durch diese Toxine weiter geschädigt. Ein Teufelskreis !

Erkrankungen als Folge eines Leaky Gut

Die Überflutung des Blutes mit unphysiologischen Molekülen, nicht ganz abgebauten Nahrungsbestandteilen und bakteriellen Giftstoffen (= Toxine), kann sich auf fast alle Organe auswirken und viele Krankheiten auslösen...

- Asthma
- Nahrungsmittel-Allergien
- Chronische Müdigkeit (chronic fatigue syndrome CFS)
- Chronische Entzündungen der Nasennebenhöhlen (Sinusitis)
- Ekzeme und Juckreiz
- Reizdarm
- Pilzbefall
- Muskelschmerzen
- Gelenkschmerzen und Rheuma
- Erkrankungen der Leber (gestresste "überarbeitete" Leber)
- **Mundgeruch, Mundgeruch, Mundgeruch**

Leaky Gut und Mundgeruch

Dafür gibt es zwei Gründe. Erstens können flüchtige Moleküle aus der Nahrung selbst durch die durchlässige Darmschleimhaut in die Blutbahn gelangen und über die Lungen abgeatmet werden (der gleiche Weg, den auch der Knoblauchduft geht!). Zum Zweiten gehören viele der Bakterien, die sich auf einer entzündeten Darmschleimhaut ansiedeln, zu den stoffwechselaktiveren Keimen. Dies bedeutet, diese Bakterien können sehr schnell große Gasmengen produzieren. Diese Gase können als Blähungen abgehen oder durch die Darmschleimhaut in die Blutbahn gelangen. Bauen diese Bakterien im sauerstofffreien (= anaeroben) Milieu des Darmes Eiweiße ab, so nennt man dies Fäulnis. Das Resultat sind stinkende Schwefelverbindungen und biogene Amine. Beim anaeroben Abbau von Kohlenhydraten oder Fetten entstehen durch die bakterielle Gärung ranzig riechende Fettsäuren.

Der Nachweis eines Leaky Gut Syndromes

Wir wissen, dass der gesunde Darm nur bestimmte Nahrungsmoleküle - vor allem Zucker und Aminosäuren - aufnehmen kann. Lactulose und Mannitol sind Zuckermoleküle, mit denen der Körper nichts anfangen kann. Er kann sie nicht verstoffwechseln. Gelangen diese Zucker in die Blutbahn, werden sie innerhalb von sechs Stunden unverändert mit dem Urin ausgeschieden. Dabei diffundiert Mannitol, ein relativ kleines Molekül, passiv durch die Darmschleimhaut. Lactulose, als Zweifachzucker ein größeres Molekül, kann normalerweise die Darmschleimhaut *nicht* passieren.

Die Untersuchung

Nach der Gabe von je 5 Gramm Mannitol und 5 Gramm Lactulose in einem Glas Wasser werden nach sechs Stunden die im Urin ausgeschiedenen Mengen dieser Zucker gemessen. Je höher der Lactulose-Anteil im Urin, desto "undichter" ist der Darm !

Die Untersuchung des Stuhles

Eine weitere Methode zum Nachweis einer Entzündung der Darmschleimhaut mit erhöhter Durchlässigkeit besteht in der Untersuchung des Stuhles auf Entzündungsmarker. Durch eine geschädigte Darmschleimhaut können viele Stoffe, die im Blut zirkulieren, in den Darm gelangen. Bei einer durchlässigen, entzündeten Darmschleimhaut taucht das vor allem in der Leber gebildete Enzym Alpha-1-Antitrypsin vermehrt im Stuhl auf. Eine Stuhluntersuchung kann zudem Aufschluß *über den Grund* eines leaky gut geben, indem man aus ihm die Keimzahlen der Darmflora hochrechnen kann.

Sind gewisse Bakterienarten vermehrt im Stuhl nachweisbar, können deren zum Teil giftigen Stoffwechselprodukte (= bakterielle Toxine) die Darm-schleimhaut schädigen. Interessant sind hier vor allem wieder die anaeroben Keime.

Die Therapie eines Leaky Gut Syndromes

Wie kann man nun einen durchlässigen Darm heilen ? Das kommt ganz auf die Ursache an. Ist die Ursache eine geschädigte Darmflora, kann man versuchen, durch eine gezielte Diät die "guten" Keime aufzupäppeln und die "schlechten" Keime auszuhungern. Man kann zur Unterstützung der "guten" Mikroflora dieser auch "Verstärkung" in Form probiotischer Lebensmittel (probiotische Joghurts, Sauerkraut oder probiotische Medikamente) schicken. Probiotische Lebensmittel enthalten lebende Keime, welche die "schlechten" Keime von der Darmschleimhaut verdrängen sollen. Zu den guten Keimen gehören Lactobazillen oder Bifidobakterien, aber auch Bierhefezellen (= Saccharomyces cerevisiae). Es versteht sich von selbst, dass man bei einem Leaky Gut auf Alkohol und schädigende Medikamente verzichten sollte. Alle Medikamente, auf deren Beipackzettel "Durchfälle" als Nebenwirkungen aufgeführt sind, sollten gemieden werden.

Wie wir gesehen haben, können Nahrungsmittelunverträglichkeiten Ursache *und* Folge eines leaky gut sein. Lebensmittel, auf die Ihr Körper mit vermehrten Blähungen, Durchfällen oder breiigen Stühlen reagiert, sollten Sie in einem Tagebuch notieren. Diese Lebensmittel sollten gemieden werden, wenn die Darmschleimhaut eine Chance zur Heilung haben soll.

Bestehen bereits Mangelerscheinungen (Vitamine, Mineralien und Spurenelemente), so müssen diese Stoffe vermehrt zugeführt werden, damit auch die Zellen der Darmschleimhaut wieder ausreichend ernährt werden. Hilfreich bei der Heilung von entzündeten Darmschleimhäuten sind die B-Vitamine, Vitamine A, E und C, die Spurenelemente Zink, Selen und Mangan und der Mineralstoff Magnesium.

Der Therapieplan zur Behandlung eines undichten Darmes

- Bestimmung von Nahrungsmitteln, auf die Sie allergisch sind.
  Durch Allergologen, Internisten oder persönliches Tagebuch.
- Bekämpfung einer evtl. Pilzinfektion des Darmes.
  Auch mit Pilzmitteln wie Nystatin®, evtl. über 2-4 Monate.
- Meiden Sie alle Medikamente, die Nebenwirkungen im Darm
  haben können (s. Beipackzettel)
- Meiden Sie alle Nahrungsmittel, auf die Sie besonders reagieren.
  Zeichen sind Blähungen, Durchfälle, Juckreiz etc..
- Machen Sie eine Fleisch-, Reis-, Gemüse-Diät.
  Es gibt selten Allergien gegen diese Lebensmittel
- Meiden Sie Süßigkeiten, gesüßte Getränke und Weißmehlprodukte.
  Besodners wichtig bei einem Pilzbefall des Darmes.
- Meiden Sie Alkohol !!!
- Machen Sie eine Joghurtkur zur Darmsanierung.
- Essen Sie mehr Ballaststoffe.
  Von Darmbakterien abgebaut, dienen Ballaststoffe der Ernährung
  der Darmschleimhautzellen.
- Essen Sie mehr Omega-3-Fettsäuren.
  Omega-3-Fettsäuren haben günstige Effekte bei entzündlichen
  Darmerkrankungen, bei Psoriasis und bei Neurodermitis.
- Nehmen Sie zusätzlich Zink-Sulfat.
  Zink kann einen durchlässigen Darm abdichten
  Dosierung: 2x tgl. 110mg für 8 Wochen, dann 1x tgl. 110mg für 8
  Wochen; z.B. 5x tgl. bzw. 3x tgl. Solvezink®, Brausetabletten.
- Nehmen Sie zusätzlich L-Glutamin ein.
  L-Glutamin kann geschädigte Darmschleimhautzellen regenerieren.
  Dosierung: 5-15 Gramm /Tag.Erhältlich in Ihrer Apotheke oder in
  Fitness-Studios; z.B. Natural Sport Products)
- Nehmen Sie zusätzlich alle Vitamine der B-Gruppe und Vitamin A.
  Beispiele: Vitamin-B-Komplex FT JENAPHARM® Tabletten.
  Vitamin A wird nur in Anwesenheit von Fetten in den Körper
  aufgenommen. Tabletten also zum Essen einnehmen.

Neueste wissenschaftliche Forschungen haben gezeigt, dass neben der Aminosäure L-*Glutamin* auch ein Neurohormon der Froschhaut, *Bombesin*, in der Lage ist, eine entzündete Darmschleimhaut zu regenerieren.

Gelangen Bakterien, die normalerweise in Massen nur im Dickdarm vorkommen in den Dünndarm und vermehren sie sich dort stark, nennt man dies eine Dünndarmüberwucherung.

Dünndarmüberwucherung

Bei der Dünndarmüberwucherung gelangen Bakterien aus dem Dickdarm in den Dünndarm, wo sie beim Gesunden nur in geringer Zahl vorkommen. Die Folge dieser bakteriellen Überwucherung sind häufig Entzündungen der Dünndarmschleimhaut. Bestimmte Bakterien-Arten des Dickdarmes besitzen die Fähigkeit Gallensäuren zu inaktivieren. Gallensäuren sind für die Verdauung von Fetten notwendig. Inaktive Gallensäuren können Fette nicht mehr emulgieren, die Fette können nicht mehr vollständig verdaut werden. Überschüssige Fette werden mit dem Stuhl ausgeschieden. Eindeutiges Zeichen einer gestörten Fettverdauung: Der Stuhl klebt an der Schüssel.

Ursachen einer Dünndarmüberwucherung

In den englischen Synonymen einer Dünndarmüberwucherung (engl. Small Bowel Overgrowth Syndrome oder kurz SBOG) deuten sich die Ursachen für die Dünndarmüberwucherung an...

- Blind-Loop-Syndrome = Syndrom der blinden (Darm)Schlinge
- Stagnant-Loop-Syndrome = stagnierende, unbewegliche (Darm)schlinge
- Contaminated-Small-Bowel-Syndrome = Syndrom des verschmutzten (mit Bakterien verschmutzen) Dünndarmes

Wann und warum können Bakterien und Pilze „stromaufwärts" aus dem Dickdarm in den Dünndarm wandern ? Wenn der Nahrungsbrei im Darm über längere Zeit nicht weiter befördert wird, siedeln sich in den „ruhenden" Darmbereichen Bakterien und Pilze an. Solche „stillen" Bereiche können entstehen durch...

- „Blinde Schlingen" im Darm (s.o.).
- Aussackungen des Darmes (= Divertikel).
- Darmverengungen.
  Z.B. bei Morbus Crohn, bei Tumoren oder bei Tuberkulose
- Eine herabgesetzte Beweglichkeit des Dünndarmes.
  Nach Operationen (Durchtrennung des Vagusnervs),
  bei Allgemeinerkrankungen wie Sklerodermie und Diabetes mellitus
- Medikamentöse Beeinflussung der Darmbeweglichkeit
- Umkehrung des Transportweges im Dünndarm.
  Der Dünndarm befördert die Nahrung in kurzen Abschnitten „gegen den Strom" (= umgekehrte Peristaltik). Es kommt zur Stauung und zum Stillstand des Speisebreis

Weitere Ursachen für eine Dünndarmüberwucherung können sein...

- Mangelernährung.
  Mangelernährung kann zu einer Immunschwäche mit einer herabgesetzten Widerstandskraft gegen Bakterien und Pilze führen.
- Fehlende Magensäure.
  Bakterien können auch von „oben", über die Mundhöhle, in den normalerweise nur dünn mit Bakterien besiedelten Dünndarm gelangen, nämlich dann, wenn der Magen nicht mehr genug Säure produziert, um alle Bakterien, die in den Magen gelangen, abzutöten. Man spricht deshalb von der Säureschranke des Magens.
- Die Säureschranke kann nach Magen-Operationen gestört sein oder bei einer chronisch atrophischen Gastritis (s.o.).

Begünstigend für eine Dünndarmüberwucherung ist eine bereits krankhaft veränderte Dünndarmschleimhaut, z.B. nach einer Chemotherapie oder nach einer Bestrahlung.

Symptome der Dünndarmüberwucherung

Diese Symptome können bei einer Dünndarmüberwucherung auftreten...

- Wässrige Durchfälle.
  Im Dickdarm wird normalerweise dem Stuhl Wasser entzogen, der Stuhl wird eingedickt. Nicht verdaute Fette aber halten im Dickdarm Wasser zurück, die Rückresorption von Wasser unterbleibt, es entsteht Durchfall !
- Blähungen (= Meteorismen).
- Fettstühle (= Steatorrhoe).
- **Mundgeruch**
  Gasförmige Stoffwechselprodukte der Darmbakterien werden über die Lungen abgeatmet. Aus Eiweißen bilden Bakterien übelriechende Schwefelverbindungen und biogene Amine. Aus Kohlenhydraten u.a. ranzig riechende Fettsäuren (z.B. Buttersäure).
- Krampfartige Leibschmerzen.
- Brechreiz/Erbrechen (manchmal).
- Vitamin-B_{12}-Mangel.
- Mangel an den fettlöslichen Vitaminen A,D,E,K.
  Die Folgen: trockene Haut, zunehmende Nachtblindheit usw.

Untersuchungen

Dünndarmüberwucherungen können mit Atemtests nachgewiesen werden..

- Lactulose-Wasserstoff-Atemtest
- Glucose-Wasserstoff-Atemtest

Lactulose ist ein synthetisch hergestellter Zucker. Der Patient trinkt ein Glas einer Lactulose-Lösung. Lactulose wird im Dünndarm eines gesunden Menschen normalerweise nicht aufgenommen. Die Bakterien im *Dickdarm* können Lactulose verarbeiten und abbauen. Bei einer Dünndarmüber-wucherung wird die Lactulose schon von den Bakterien im *Dünndarm* abgebaut.

Das Resultat ist ein schnellerer Anstieg von Wasserstoff im Atem des Patienten *mit* einer Dünndarmüberwucherung als bei einem Gesunden, bei dem die Lactulose erst von den Bakterien im Dickdarm abgebaut wird.

Glucose wird im Dünndarm eines Gesunden vollständig aufgenommen. Bei einer bakteriellen Fehlbesiedlung des Dünndarmes, wird ein Teil der Glucose von den Bakterien zu Wasserstoff abgebaut.

Achtung:

Vor der Untersuchung nicht Rauchen und am Vortag keine Hülsenfrüchte essen. Beides führt zu erhöhten Wasserstoff-Werten !

Stuhluntersuchung

Bei einer Dünndarmüberwucherung sind bei der Stuhluntersuchung die Gallensäuren im Stuhl erhöht ! Warum? Beim Darmgesunden werden Gallsäuren im unteren Dünndarm wieder resorbiert (Recycling der Galle). Die bakteriell veränderten Gallensäuren (s.o) werden aber nicht wieder aufgenommen, sondern sie werden mit dem Stuhl ausgeschieden. Die Fette im Stuhl sind natürlich ebenfalls erhöht.

Erkrankungen mit ähnlichen Symptomen

Eine Milchzuckerunverträglichkeit (= Lactose-Intoleranz) kann fast die gleichen Symptome machen wie eine Dünndarmüberwucherung.

Therapie der Dünndarmüberwucherung

Eine allgemein anerkannte ärztliche Therapie gibt es *nicht* !

Manche Ärzte empfehlen die Auslöschung der gesamten Darmflora mit Antibiotika und die anschließende „Wiederaufforstung" der Darmschleim-haut mit Präparaten, die lebende Darmmikroben (Bakterien, die auf der Darmschleimhaut leben) enthalten.

Was Sie selbst tun können

Bei einer Dünndarmüberwucherung haben sich Bakterien auf der Schleimhaut des Dünndarmes angesiedelt, die normalerweise dort überhaupt nicht oder nicht in dieser großen Zahl vorkommen. Es gibt nun zwei Möglichkeiten, das alte Gleichgewicht wiederherzustellen. Beides ist langwierig und nicht immer von Erfolg gekrönt.

Sie können...

- Den „unerwünschten" Bakterien das Leben schwer machen durch „Aushungern" mit kohlenhydratarmer oder eiweißarmer Nahrung (je nach Keim-Art)
  oder
- „Erwünschte" Bakterien in den Darm schicken durch probiotische Joghurts, Sauerkraut oder probiotische Medikamente.

Meine Empfehlung

Kaufen Sie eine Joghurtmaschine (€ 30-40, lohnt sich) und machen Sie damit Ihren eigenen Joghurt. Nehmen Sie dazu probiotische Joghurts mit Laktobazillen *und* Bifidobakterien, z.B LC1, Actimel, Yogosan oder Yakult, (der Yakult-Bakterienstamm überlebt auch die Magenpassage). H-Milch dazu und fertig (nur pasteurisierte Milch verwenden). Innerhalb von 12 Stunden haben Sie probiotischen Joghurt in Massen, ohne Zucker und ohne Konservierungsstoffe. Und diese Massen brauchen Sie auch, um einen Effekt auf die Darmflora zu erreichen. Vor dem Verzehr geben Sie geriebenen Apfel oder Inulin (aus dem Reformhaus oder der Apotheke) dazu, das schmeckt besonders den *freundlichen* Bakterien im Darm. Zwei bis dreimal täglich einen Becher davon essen. Essen Sie auch öfter Sauerkraut, am besten roh ! Verzichten Sie bei Ihrer Ernährung möglichst auf alle Süßigkeiten, Alkohol und auf Weißmehlprodukte. Reis statt Nudeln heißt die Devise ! Es gibt auch sehr wohlschmeckendes Kartoffelbrot. Diese Diät sollten Sie mindestens 3-4 Wochen durchhalten. Werden die Symptome in dieser Zeit nicht geringer, machen Sie für die gleiche Zeitspanne eine eiweißarme Diät. Regen Sie die Darmtätigkeit an. Am Besten durch Ausdauersport (Jogging) und trinken Sie viel Wasser (ohne Kohlensäure). Führen Sie über die gesamte Zeit ein Mundgeruch-Tage-buch zur Kontrolle des Behandlungserfolges.

Was der Arzt tun kann

Sprechen Sie unbedingt mit Ihrem Arzt, bevor Sie diese Kur beginnen. In einigen Fällen dürfen Sie diese Therapie nicht anwenden. Marcumar-Patienten dürfen kein Sauerkraut essen und Laktose-Intolerante Menschen reagieren in seltenen Fällen empfindlich auf Joghurt.

Auch Nahrungsmittel-Allergien und Nahrungsmittel-Intoleranzen, können zu einem vermehrten bakteriellen Stoffwechsel im Dünn- und/oder im Dickdarm und so auch zu Mundgeruch führen.

Nahrungsmittelunverträglichkeiten und Allergien

Auffällig häufig kommen Menschen in meine Mundgeruch-Praxis, die bei eingehender Befragung angeben, bestimmte Nahrungsmittel nicht zu vertragen. Offensichtlich spielen auch Nahrungsmittel-unnverträglichkeiten
(= Intoleranzen) und Nahrungsmittel-Allergien eine Rolle bei der Entstehung von Mundgeruch.

Nahrungsmittelintoleranzen

Wenn Eiweiße oder Kohlenhydrate von unseren Verdauungsenzymen nicht richtig zerlegt werden, stehen diese Nährstoffe dem Stoffwechsel von Bakterien und/oder Pilzen zur Verfügung. Je nach Bakterien- und Nährstoffart überwiegen Fäulnis- oder Gärungsprozesse. Die Bakterien produzieren große Gasmengen, was zu Völlegefühl und Blähungen führt. Unverdaute Nahrungsreste wirken im Darm osmotisch, sie ziehen Wasser in den Darm. Das Resultat sind Durchfälle. Da der Körper bei einer Nahrungsmittelintoleranz eine bestimmte Nahrung nicht richtig verdauen kann, muß die Therapie hier in der Meidung dieser Nahrungsmittel bestehen. Eine Alternative besteht in der Gabe von Enzymen, welche diese Nahrungsmittel spalten, bevor dies die Bakterien oder Pilze tun. Bei einer Nahrungsmittelunverträglichkeit stehen also die Folgen des bakteriellen Abbaus der nicht verdauten Nahrungsbestandteile im Darm im Vorder-grund.

Diese Folgen sind...

• Bakterielle Gasbildung.
  Gasbildung führt zu Blähungen, aufgetriebenem Bauch, Völlegefühl.

- Bakterielle Stoffwechselprodukte...
  a.) kurzkettige Fettsäuren
  Diese sind osmotisch wirksam, sie ziehen Wasser in den Darm.
  Die Folgen sind Durchfälle bzw. breiige Stühle.
  b.) flüchtige Schwefelverbindungen und Fettsäuren
  Diese führen zu Mundgeruch, wenn sie in die Blutbahn
  aufgenommen und über die Lungen abgeatmet werden.
- Dünndarmüberwucherung (s. dort).
  Je mehr unverdaute Nahrung, desto mehr Bakterien wandern
  in den oberen Dünndarm. Der Dünndarm reagiert empfindlicher
  auf Druckreize als der Dickdarm, Gasbildungen im Dünndarm
  sind daher wesentlich unangenehmer, u.U. sogar schmerzhaft.

Reizdarmsyndrom

Die Mediziner fassen alle diese Symptome gerne unter dem Begriff
Reizdarm zusammen. Die betroffenen Patienten klagen über...

- Bauchschmerzen, besonders im linken oder rechten Unterbauch.
- Blähungen und Geblähtsein.
- Bauchkrämpfe (seltener).
- Darmgeräusche, die von weitem hörbar sind.
- Stuhldrang, der plötzlich einsetzt.
- Weiche, breiige Stühle.
- Durchfälle, oft im Wechsel mit Verstopfung.

Häufige Nahrungsmittelunverträglichkeiten sind...

Milchzuckerunverträglichkeit

Enzyme sind kleine Eiweißmoleküle. Enzyme steuern unzählige Stoff-
wechselprozesse im Körper, den Aufbau, den Abbau oder den Umbau
von Nahrungsbestandteilen oder körpereigenen Stoffen. Enzyme sind
Bio-katalysatoren. Das Enzym Laktase ist so ein Biokatalysator.
Die Laktase befindet sich in der Schleimhaut des Dünndarms. Hier ist es
für den Abbau, genauer gesagt, für die Spaltung von Milchzucker (=
Laktose) verantwortlich. Fehlt bei einem Menschen die Laktase in der
Dünndarmschleimhaut, dann reagiert dieser Mensch überempfindlich auf
Milchprodukte. Solche Menschen haben eine Laktose-Intoleranz.

Ursachen der Lactose-Intoleranz

Es gibt einen angeborenen Laktasemangel und einen erworbenen Laktase-mangel. Ein angeborener Laktasemangel macht sich oft erst im Schulalter oder in der Pubertät bemerkbar ! Man kann sich eine Lactose-Intoleranz aber auch erst „holen". Zum Beispiel kann durch eine Viruserkrankung des Magen-Darm-Traktes, eine Darmgrippe, mit starken Durchfällen die Enzymproduktion in der Dünndarmschleimhaut vorübergehend geschädigt werden und auch dauerhaft geschädigt bleiben! Auch das Antibiotikum Neomycin kann einen Laktasemangel verursachen. In Nord- und Mitteleuropa hat etwa jeder 20. Mensch einen Laktasemangel. Im Mittelmeergebiet fast jeder Dritte. In manchen schwarz-afrikanischen Ländern hat fast *jeder* Bewohner einen Laktasemangel !

Symptome einer Laktose-Intoleranz

Die Symptome einer Laktose-Intoleranz treten nach Milchgenuß auf. Nach kleinen Milchmengen (100-200ml Milch) treten folgende Symptome auf...

* Bauchschmerzen
* Blähungen (bakterielle Gase im Darm!).
* Druckgefühl im Bauch

Nach größeren Milchmengen...

* Bauchschmerzen
* Druck- und Völlegefühl
* Vermehrte Darmgeräusche
* Blähungen mit Windabgang (= Flatulenz)
* Krampfartige Leibschmerzen
* Schäumende, wäßrige, saure Durchfälle
  (unregelmäßig, da von eingenommener Laktosemenge abhängig)
* Evtl. Mundgeruch

Zu beachten ist, dass Säuglinge und Kleinkinder Muttermilch normalerweise vertragen. Die Laktase büßt also erst später (im Schulalter) ihre Fähigkeit ein, Lactose zu spalten. Dass doch noch gewisse Enzymmengen in der Dünndarmschleimhaut vorhanden sind, beweist die Tatsache, dass kleinere Zucker bzw. Milchmengen in der Regel gut vertragen werden.

Untersuchungen beim Internist

Der Internist oder der Gastroenterologe (der ist nur für Magen und Darm zuständig) kann folgende Untersuchungen durchführen...

- Oraler Laktose- und Glukose-Belastungstest

Nach der Gabe von Laktose (in Wasser aufgelöst) steigt der Blutglucose-spiegel beim Gesunden innerhalb zwei Stunden deutlich an, weil die Laktase in der Dünndarmschleimhaut den Milchzucker Laktose in zwei Glucosemoleküle spaltet, die ins Blut übertreten. Bei der Laktose-Intoleranz wird die Laktose nur in geringer Menge gespalten. Der Blutglucosespiegel steigt kaum an ! Neben dem Anstieg der Glucose im Blut treten bei einer Laktose-Intoleranz auch saure Durchfälle und Bauchschmerzen auf.

- Wasserstoff-Atemtest (H2-Atemtest)

Der Patient trinkt wiederum eine Laktose-Lösung. Fehlt die Laktase im Dünndarm, wird die Laktose von den Bakterien im Darm abgebaut. Als Stoffwechselprodukt bilden die Bakterien unter anderem auch Wasserstoff. Beim Wasserstoff-Atemtest wird also der Wasserstoffgehalt in der ausgeatmeten Luft nach Gabe von Laktose-Lösung gemessen. Wird Wasserstoff abgeatmet, spricht dies für eine Laktose-Intoleranz. Menschliche Zellen können *keinen* Wasserstoff bilden !

- Dünndarmsaugbiopsie

In Zweifelsfällen können die Enzyme, die Laktasen, direkt gemessen werden. Dazu wird durch den Bauch mit einem Röhrchen Dünndarm-schleimhaut abgesaugt und anschließend im Labor untersucht.

Erkrankungen mit ähnlichen Symptomen

Ein positiver Wasserstoff-Atemtest kann auch auftreten bei...

- Verstärkten Darmbewegungen (oft psychisch, sogenannter Reizdarm)
- Bakterieller Dünndarmüberwucherung (= s. dort)
- Verringerter Oberfläche des Dünndarmes z.B. nach einer Operation

Therapie der Laktose-Intoleranz

Welche Nahrungsmittel sollten Sie bei einer Milchzuckerunverträglichkeit meiden und was dürfen Sie essen...

Laktosereich sind...
- Unvergorene Milch
- Speisen, die Milch, Milchpulver oder Milchzucker in größerer Menge enthalten (z.B. Milchreis, süße Aufläufe, Puddings)
- Viele Süßigkeiten enthalten Milchpulver (z.B. Nuss-Nougat-Creme).

Laktosearm sind...
* Milchprodukte wie Quark, Hüttenkäse
* Gesäuerte Milchprodukte
  Joghurt, Buttermilch und Kefir werden in kleinen Mengen relativ gut
  vertragen, da der enthaltene Milchzucker durch die bakterielle
  Gärung weitgehend abgebaut ist.

Fast laktosefrei sind...
* Butter
* Lang gereifte Käsesorten und Schnittkäse
  Ein Großteil des Milchzuckers bleibt in der Molke zurück
  bzw. wird während des Reifeprozesses abgebaut.

Ersatz für gewöhnliche Milch...

* Sojamilch enthält keine Laktose
* Milch, bei der die Laktose durch Glucose ersetzt wurde.

Neben der Laktose-Intoleranz gibt es weitere Nahrungsmittel-
Intoleranzen, die ausgetestet werden sollten.

Fruchtzuckerunverträglichkeit

Wenn Sie auf eines oder mehrere der folgenden Nahrungsmittel
"allergisch" reagieren, haben Sie mit großer Wahrscheinlichkeit eine
Fruchtzuckerunverträglichkeit (= Fruktose-Intoleranz)
* Dörrobst (Rosinen, Feigen, Datteln, gedörrte Aprikosen,
  Zwetschgen)
* Fruchtsäfte (Apfel-, Birnen-, Marillensaft u.a.)
* Obst, Kompotte und Marmeladen,
* Honig
* Kohlgemüse, Zwiebeln, Lauchgemüse, Sauerkraut
* Bier
* Rohkost und ballaststoffreiche Kost

Alle diese Nahrungsmittel haben einen hohem Fruktose-, Sorbit- oder
Stachyosegehalt.

Histaminunverträglichkeit

Wenn Sie auf eines oder mehrere folgender Nahrungsmittel "allergisch" reagieren, haben Sie mit großer Wahrscheinlichkeit eine Histaminunverträglichkeit.

- Rotwein oder Sekt
- Erdbeeren

Daneben verursachen v.a. Rotwein und Erdbeeren auch Kopfschmerzen oder Migräne (= Histaminkopfschmerz). Ein schnelles Erröten direkt nach Alkoholgenuß (Rotwein, Sekt), Durchfälle, Bauchkrämpfe, Erbrechen, gehören ebenso zu den Symptomen einer Histaminunverträglichkiet wie Blutdruckabfall mit Schwindelanfällen, Herzrasen, allgemeiner Juckreiz oder ein plötzliches Anschwellen von Lidern, Lippen und Gesicht (= Quinckeödem) und Atemnot. Eine milde Form der Histaminun-verträglichkeit kann mit einer verstopften Nase und mit geröteten Augen einhergehen. Die Beschwerden treten in unterschiedlicher Ausprägung meist kurz nach einer Mahlzeit (nach 30 - 60 Minuten, selten später) oder unmittelbar nach Alkoholgenuß auf. Die Histaminunverträglichkeit ist wahrscheinlich Folge einer lange bestehenden Kohlenhydratverdauungs-störung.

Echte Nahrungsmittelallergien

Eine gesunde Darmschleimhaut können nur kleine Moleküle, Einfachzucker, Aminosäuren und Fettsäuren, passieren. Diese Moleküle werden von den Zellen der Darmschleimhaut aktiv resorbiert, indem sie durch die Zellen hindurch geschleust und dann in die Blutbahn abgegeben werden. In der gesunden Darmschleimhaut liegen die Zellen der Darmschleimhaut dicht an dicht nebeneinander. Es bestehen nur sehr schmale Spalten zwischen den Zellen. Bei chronischen Entzündungen der Darmschleimhaut erweitern sich diese Interzellularspalten. Jetzt können auch größere Nahrungsmoleküle, Eiweiße und Kohlenhydrate, passiv in die Blutbahn gelangen (s. Leaky Gut Syndrome). In der Blutbahn werden die Kohlen-hydrat- bzw. Eiweißmoleküle von den Zellen des Immunsystems als fremd erkannt und lösen eine Immunreaktion aus. Die Immunzellen besitzen ein Gedächtnis für diese Fremdstoffe, die sogenannten Antigene. Weil die Immunzellen nun auf diese Fremdstoffe sensibilisiert sind, fällt die Immunreaktion beim nächsten Kontakt der Körperabwehr mit dem Antigen wesentlich heftiger aus. Diese heftige Reaktion der Immunabwehr nennt man Allergie. Allergischen Reaktionen treten von nun an immer dann auf, wenn die betreffenden Moleküle in die Blutbahn oder auch nur in den Darm gelangen.

Die Therapie einer Nahrungsmittel-Allergie besteht in der „Abdichtung" der durchlässigen Darmschleimhaut. Dazu muß die Darmschleimhaut die Chance haben, sich zu regenerieren. Dies kann nur durch striktes Meiden aller allergenen Nahrungsmittel erreicht werden. Sind die „Lecks" in der Darmschleimhaut wieder "abgedichtet", kann der Körper oft erneut an die zuvor allergenen Nahrungsmittel "gewöhnt" werden. Sie müssen also nicht für immer auf diese Nahrungsmittel verzichten.

Die häufigsten Allergene im Kindesalter sind...

- Kuhmilch
- Hühnerei
- Getreide
- Soja
- Nüsse
- Fisch.

Kindliche Nahrungsmittelallergien verlieren sich meist bis zur Pubertät bzw. bei Meidung solcher Nahrung für ein bis zwei Jahre. Nuss- und Fischallergien bestehen meist lebenslang.

Kreuzallergien

Bei Erwachsenen, vor allem bei Personen mit Heuschnupfen, Schuppen-flechte oder Neurodermitis kommen sogenannte Kreuzallergien vor. Eine Person mit einer Allergie auf Birkenpollen, hat dann oft auch eine Allergie auf Kernobst (Apfel, Kiwi, Aprikosen, Pfirsiche, Kirschen und Nüsse).

Die wichtigsten Allergien und Kreuzallergien (↔)

- Birke
  ↔ Kernobst: Apfel, Kiwi, Aprikosen, Pfirsiche, Kirschen und Nüsse
- Beifuß
  ↔ Gewürze: Sellerie, Karotte, Anis, Fenchel, Kümmel, Dill
- Gräserpollen
  ↔ Erdnüsse und Tomate
- Nüsse (Haselnüsse, Erdnüsse)
- Fische, Schalen - und Krustentiere
- Naturkautschuk (= Latex)
  ↔ tropische Früchte: Banane, Avokado, Kiwi und Esskastanie

Wichtig:
Bevor Sie Ihre Nahrungsmittel-Allergien selbst "austesten", sollten Sie Ihren Hausarzt oder besser einen Allergologen für Nahrungsmittel-Allergien konsultieren. Dieser kann mit Haut- oder Bluttests (Antikörper gegen Nahrungsmittel im Blut) unmittelbar den Grad Ihrer Allergie bestimmen oder Ihnen ein Diät-Tagebuch empfehlen.

Diät-Tagebuch

Mit dem Diät-Tagebuch sollen Sie herausfinden, welche Nahrungsmittel Sie nicht vertragen. Notieren sie dafür zwei bis drei Wochen lang alle eingenommenen Speisen und Getränke und ihre Auswirkungen bzw. Symptome. Als nicht verträglich werden die Nahrungsmittel eingetragen, die zu "Reizdarm"-Symptomen (s.o), zu Kopfschmerzen, Ausschlägen oder Juckreiz, zu verstärktem Zungenbelag oder auch zu Mundgeruch führen.

Essen und trinken Sie (immer ohne weitere Beilagen !) in diesen Wochen...

Nahrungsmittel	Allergie/Intoleranz
Ein Viertel Liter lauwarme Vollmilch	→ Laktose-Intoleranz ?
Zwei hart oder weichgekochte Eier	→ Hühnereiweißallergie ?
Einen ganzen Apfel (geschält)	→ Fruktose-Intoleranz ?
Ein großes Glas Orangensaft	→ Fruktose-Intoleranz ?
Zwei Weizen- oder Roggenbrötchen	→ Glutenallergie ?
	(= Eiweiß in Weizen, Roggen, Gerste)
100 Gramm Tofu oder Misu (=Sojapaste)	→ Sojaallergie ?
125 Gramm Erdnüsse (aus der Schale)	→ Nußallergie ?
Eine Banane	→ Allergie a. tropische Früchte ?
Eine rohe Karotte (gut kauen)	→ Gemüseallergie ?
Eine Messerspitze Kümmel	→ Gewürzallergie ?
Ein Glas Rotwein	→ Histaminallergie ?
100 Gramm frische Erdbeeren	→ Histaminallergie ?
200 Gramm gekochten Meeresfisch	→ Fischallergie ?
Eine halbe Tafel Schokolade	→ Laktose-Intoleranz ?
Einen halben Liter Hefeweizenbier	→ Allergie auf Brauereihefe ?
Zwei Tassen Kaffee (schwarz)	→ Allergie auf Röststoffe
Ein Essen im China-Restaurant (Saucen!)	→ Natriumglutamat-Allergie ?
	(= Geschmacksverstärker)

Bei Fertiggerichten oder Dosen können Zusatzstoffe und Konservierungs-mittel (E-Nummern !) zu unerwünschten allergischen Reaktionen führen.

Diese Liste erhebt keinen Anspruch auf Vollständigkeit.
Konsultieren Sie am Besten Ihren Hausarzt
oder einen Facharzt für Nahrungsmittelallergien (= Allergologe)

Achtung: Wenn Sie bereits wissen, auf welche Nahrungsmittel Sie allergisch reagieren, lassen Sie diese Nahrungsmittel unbedingt weg, diese könnten sonst zu schweren allergischen Reaktionen führen (Asthma, Schwellungen des Kehlkopfes etc.) .

Stuhluntersuchung

Im Stuhl kann der Facharzt Erkrankungen des Darmes, der Bauch-speicheldrüse und von Leber und Galle feststellen. So sieht idealerweise ein *aussagekräftiger* Stuhlbefund aus !

Besipielbefunde entnommen aus „Mikroökologie des Darmes" von Gero Beckmann und Andreas Rüffer (Schlütersche GmbH und Labor L+S AG)

Stuhlbefund (die Zahlen sind Beispiele und keiner bestimmten Erkrankung zuzuordnen!)

Patient: **Max Mustermann**
Labor: **Mikrobiolog. Labor, München**
Eingangsdatum: 03.04.2001
Ausgangsdatum: 06.04.2001
Untersuchungsmaterial: **Stuhl**

Erläuterungen

Normbereich	Durchschnittswerte bei Darmgesunden
Toleranzbereich	Werte ohne Krankheitswert
Mäßig vermehrt/vermindert	Therapeutisches Eingreifen empfohlen
Stark vermehrt/vermindert	Therapeutisches Eingreifen erforderlich
KbE/g	= Koloniebildende Einheiten pro Gramm Stuhl
IgA	= Immunglobulin A
Ø	= mikroskopisch nicht nachweisbar
+++	= mikroskopisch stark nachweisbar
++	= mikroskopisch mäßig nachweisbar
+	= mikroskopisch schwach nachweisbar

Untersuchungsbefund KbE/g		Normbereich	Hinweis

◆ **Stuhlflora (= Bakterien und Pilze)**

aerob

E.coli	2×10^7	$10^6 - 10^7$	Normbereich
E.coli-Varianten	$< 10^4$	max. 10^5	Toleranzbereich
Enterobacteriaceae	$< 10^7$	max. 10^5	mäßig erhöht
Enterococcus spp.	8×10^6	$10^6 - 10^7$	Normbereich
Andere Aerobe	$< 10^4$	max. 10^4	Toleranzbereich

anaerob

Bacteroides spp.	1×10^9	$10^8 - 10^{10}$	Normbereich
Clostridium spp.	$< 10^6$	max. 10^5	Toleranzbereich
Bifidobacterium spp.	2×10^9	$10^8 - 10^{10}$	Normbereich
Lactobacillus spp.	3×10^3	$10^5 - 10^7$	stark vermindert
Andere Anaeobe	$< 10^6$	$10^6 - 10^8$	Normbereich

Pilze

Candida spp.	$< 10^2$	max. 10^2	Toleranzbereich
Geotrichum spp.	$< 10^2$	max. 10^2	Toleranzbereich
Andere Pilze	$< 10^2$	max. 10^2	Toleranzbereich

pH-Wert	6.0	6.0 - 7.0	Normbereich

◆ **Verdauungsparameter bzw. Verdauungsrückstände**

Muskelfasern	∅	∅ - +	Normbereich
Stärke	+	∅ - +	Normbereich
Neutralfette	+	∅ - +	Normbereich
Fettsäuren	∅	∅ - +	Normbereich

◆ **Lokaler Immunstatus**

Faecales IgA....	1,3 mg/g	> 0,7mg/g Stuhl	Normbereich

◆ **Entzündungsmarker**

1 Pankreas-Elastase	152 µg/g	> 200 µg/g Stuhl	mäßig vermindert
2 PMN-Elastase	0,07 mg/g	< 0,06 µg/g Stuhl	mäßig erhöht
2 Alpha-1-Antitrypsin	0,29 mg/g	< 0,27 mg/g Stuhl	mäßig erhöht

Leber und Galle

Anatomie und Funktionen der Leber

Im rechten Oberbauch, direkt unter dem Zwerchfell liegt die größte Drüse unseres Körpers, die Leber. An ihrer Unterseite mündet die Pfortader. Die Pfortader, eigentlich eine Vene, entsteht aus dem Zusammenfluß vieler kleiner Venen aus Magen, Darm, Bauchspeicheldrüse und Milz. An der gleichen Stelle wie die Pfortader mündet die Leberarterie aus dem großen Körperkreislauf in die Leber. Beide Blutgefäße, Leberarterie und Pfortader verlaufen parallel, verzweigen sich in der Leber, bilden ein feines Kapillarnetz und münden schließlich gemeinsam in eines der vielen Millionen Leberläppchen. In diesen Leberläppchen finden alle Stoff-wechselvorgänge der Leber statt. Das Blut durchfließt die Leberläppchen und verläßt die Leber in der Lebervene, die sich in die untere Hohlvene ergießt.

Die Leber ist vor allem das Zentralorgan des Nährstoffwechsels. Über die Pfortader werden den Leberzellen in den Leberläppchen alle in Magen und Darm aufgenommenen Stoffe zugeführt. Über die Leberarterie fließt das gesamte Blut des Körpers, 1-2 Liter in jeder Minute, in die Leber, wo es von den Leberzellen gefiltert und entgiftet wird.

Die Leberzellen haben viele lebenswichtige Funktionen...

- Nährstoffspeicher
  In der Leber wird Glycogen, eine kompakte Form der Glucose, als Reserve für Hungerperioden gespeichert. Die Leber ist auch das wichtigste Depot für viele der speicherfähigen Vitamine.
- Entgiftung und Blutfilter
  In der Leber erfolgt die Entgiftung des Blutes, indem Toxine in unschädliche Substanzen umgewandelt werden, die dann in der Niere oder über den Darm ausgeschieden werden können.
- Synthese und Abbau von Eiweißen
  In der Leber werden Eiweiße zerlegt und aus den Bruchstücken, den Aminosäuren, wieder neue Eiweiße synthetisiert. Vor allem die Bluteiweiße werden in der Leber neu gebildet.
- Synthese und Abbau von Fettsäuren
  In der Leber werden Fettsäuren verlängert oder gekürzt oder in Zucker umgewandelt, wenn im Blut Glucosemangel herrscht. Beim Fasten werden nach einer gewisen Zeit so viele Fettsäuren angeflutet, dass die Leber nicht mit deren Umbau nachkommt. Beim unvollständigen Umbau der Fettsäuren entstehen Ketonkörper.
- Diese Ketonkörper sind für den acetonartigen **Mundgeruch** bei fastenden oder hungernden Menschen verantwortlich.

- Synthese und Abbau von Kohlenhydraten
  In der Leber werden verschiedene Zucker, die im Darm noch nicht gespalten worden sind, ab- und umgebaut.
- Gallebildung
  Die Leber bildet die Galle, die in der Gallenblase gesammelt wird. Von dort wird sie bei Bedarf (fettes Essen) in den Dünndarm abgeben.

Die vielfältigen Aufgaben der Leber machen klar, wie wichtig eine gesunde Leber ist. Wann kann nun durch eine eingeschränkte Leberfunktion Mundgeruch entstehen? Bei einer Leberschädigung, zum Beispiel bei einer Leberzirrhose, können viele unphysiologische Stoffe den großen Filter Leber ungestört passieren. Oder die Leber ist nicht mehr fähig giftige Stoffe in ungiftige Stoffe umzuwandeln. Daneben kann eine geschädigte Leber selbst „Ausschuß", unphysiologische, zum Teil giftge Stoffe, produzieren. Alle diese Substanzen gelangen über die untere Hohlvene in den großen Körperkreislauf und damit auch in die Lungen. Viele Zwischenprodukte des Leberstoffwechsels wie Milchsäure, freie Fettsäuren, Phenole, Ketonkörper (s.o.) und vor allem Ammoniak können durch die Lungen abgeatmet werden. Andere Stoffwechselschlacken werden über die Schleimhäute oder über den Speichel in die Mundhöhle abgesondert, wo sie einen üblen Geschmack hervorrufen können.
Milchsäure und kurzkettige Fettsäuren können den Speichel ansäuern und einen sauren Mundgeschmack verursachen. Gallensäuren rufen einen bitteren Geschmack hervor. Im Prinzip können flüchtige oder gasförmige Stoffe und kleinere Moleküle auch über die Haut und die Schleimhäute abgesondert werden. Vor der Einführung der Dialyse hat man Patienten mit einem Nierenversagen durch bewußte Überhitzung ihres Körpers, mit der Folge einer vermehrten Schweißabsonderung, noch für viele Stunden am Leben erhalten können. Stoffe, die normalerweise über die Nieren ausgeschieden werden, wurden so für einige Zeit mit dem Schweiß ausgeschieden ! Schleimhäute sind für alle möglichen Stoffe und in *beiden* Richtungen durchlässig. Das nutzt man inzwischen bei der Gabe von Medikamenten. Viele Arzneimittel werden auch über die Mundschleimhaut aufgenommen. Man legt sie einfach unter die Zunge.
Bei einer eingeschränkten Leberfunktion werden zu wenige Gallensäuren synthetisiert. Das führt zu einer gestörten Fettverdauung (s.o.).

Erkrankungen der Leber

Erkrankungen der Leber können diese Ursachen haben...

- Vergiftungen
  Chronisch durch Alkohol, Umweltgifte oder auch durch
  Medikamente.
  Akut durch Pilzgifte (Knollenblätterpilz) oder andere Giftstoffe.
- Infektionen durch Viren (Virushepatitis)
- Sauerstoffmangel führt zum Absterben der Leberzellen
- Mangel- oder Fehlernährung
  Fettreiche Ernährung, Hunger, Diabetes mellitus, Vitaminmangel
  Vitamine sind für die Funktion vieler Enzyme unentbehrlich.

Leberverfettung und Leberzirrhose

Chronische Erkrankungen der Leber führen entweder zu einer Verfettung der Leberzellen, der Fettleber, oder zu einer Umwandlung des Lebergewebes in Bindegewebe, der Leberzirrhose. Beide Erkrankungen haben eine Verminderung der Zahl der Leberzellen zur Folge mit einer Einschränkung der Leberfunktion. Giftstoffe werden nur noch in beschränktem Maße in harmlosere Stoffe umgewandelt. Diese Toxine und andere Stoffwechselschlacken kreisen im Blutkreislauf und werden entweder mit dem Urin, über den Speichel oder, bei flüchtigen Stoffen, über den Atem entsorgt. Durch Gifte (auch durch Medikamente !) können bestimmte Leberenzyme geschädigt werden. Enzyme sind die Biokatalysatoren des Körpers. Sie sind für *alle* Stoffwechselvorgänge notwendig. Bei Enzymdefekten oder beim Fehlen bestimmter Enzyme häufen sich bestimmte Stoffwechselprodukte im Körper an (z.Bsp. Trimethylaminurie → Fish odor syndrome).

Bluthochdruck der Pfortader

Staut sich das Blut in der Pfortader, kommt es zu einem erhöhten Druck in diesem Gefäß. Alle Zuflußhindernisse der Pfortader *in* die Leber oder Abflußhindernisse der Lebervene *aus* der Leber können eine Stauung der Pfortader verursachen. Thrombosen, Leberzirrhosen, Gefäßentzündungen usw.. Wenn in der Pfortader ein erhöhter Druck herrscht, werden ihre Gefäßwände durchlässig für eine Vielzahl von Stoffen. Diese Stoffe gelangen dann ungefiltert in den großen Körperkreislauf. Eine weitere Folge eines Pfortaderhochdrucks sind Krampfadern (= Varizen) der Speiseröhre und des Magens. Die erweiterten Blutgefäße der Speiseröhre können starke Blutungen verursachen.

Im Magen können die Krampfadern oberflächliche Magenschleim-hautwunden, Erosionen, bewirken. Da bei Abschürfungen immer Blut durch die Schleimhäute sickert, ist diese erosive Gastritis oft auch mit fauligem **Mundgeruch** verbunden.

Shunts

Besteht die Stauung in der Pfortader längere Zeit, sucht sich das Blut neue Bahnen, um die Stauung zu umgehen. Es entstehen Umgehungskreisläufe (= Kollateralkreisläufe) oder Shunts. Das Blut gelangt so mit all seinem „Giftmüll" unter Umgehung des Filters Leber direkt in den großen Blutkreislauf. Die Folge ist nicht selten Mundgeruch. Dieser Mundgeruch ist süßlich, moderig oder auch leicht faecal. Man nennt ihn Foetor hepaticus.

Gallenblase und Gallenwege

Die Galle wird ebenfalls von den Leberzellen gebildet. Durch die Gallenkapillaren gelangt die Galle in die Gallenblase. Dort wird die Galle konzentriert. Bei Bedarf, bei fettem Essen, wird die Galle dann über den Gallengang in den Dünndarm abgegeben. Ist der Gallengang durch einen Gallenstein oder eine Entzündung blockiert, staut sich die Galle, was bei fettem Essen oder auch nachts zu heftigen Oberbauchschmerzen, einer Gallenkolik, führen kann. Gallensteine führen meistens zu einer Störung der Fettverdauung mit allen ihren Folgen (s.o.).

Symptome einer Lebererkrankung

Das erste Anzeichen einer Leberschädigung oder einer Störung des Gallenabflusses ist die Gelbfärbung des Augenweißes (= Skleren-Ikterus) durch die Einlagerung des Gallenfarbstoffes Bilirubin. Bilirubin entsteht beim Abbau der roten Blutkörperchen. In der gesunden Leber wird Bilirubin an ein Säuremolekül gekoppelt und dann mit der Galle in den Darm ausgeschieden. Bei eingeschränkter Leberfunktion oder bei Gallensteinen häuft sich Bilirubin im Blutkreislauf an. Von dort gelangt es auch in die Haut, Juckreiz ist die Folge.

Untersuchungen der Leber und ihrer Funktion

* **Ultraschall**
  Eine Betrachtung der Leber von außen erlaubt die Ultraschall-untersuchung (= Sonographie). Mit der Sonographie lassen sich Größe und Konturen der Leber und die Leberoberfläche beurteilen.

- **Laborwerte im Blut (Leberwerte)**
  Einen Aufschluß über den Funktionszustand der Leber geben die Leberwerte im Blut. Viele Enzyme kommen nur in der Leber vor. Ist die Leber geschädigt, werden die Leberzellen für diese Enzyme durchlässig. Diese Enzyme werden auch beim Absterben der Leberzellen frei und gelangen ins Blut. Die Bestimmung der Menge dieser spezifischen Leber-Enzyme im Blut nennt man die Leberwerte.

Therapie bei Lebererkrankungen

Bei Erkrankungen der Leber muß jede weitere Schädigungen der Leberzellen verhindert werden. Dies bedeutet Verzicht auf Alkohol, Absetzen der schuldigen Medikamente. Fettarmes Essen. Zufuhr von Vitaminen. Die Leber besitzt eine große Regenerationskraft – wenn man ihr nur die Chance dazu gibt.

Milz

In der westlichen Medizin ist die Milz vor allem für die Neubildung und den Abbau überalterter roter Blutkörperchen zuständig. Außerdem werden in der Milz bestimmte Antikörper gegen bakterielle Infektionen gebildet. Die Milz ist in der westlichen Medizin kein lebensnotwendiges Organ. In der traditionellen chinesischen Medizin (= TCM) ist die Milz ein wichtiges Organ der Verdauung. Nach Ansicht der Chinesen verwandelt die Milz die Essenzen der Nahrung (Zucker, Aminosäuren, Fettsäuren und Triglyceride) in Qi (etwas wie Energie) und Blut.
Die Milz und mit ihr das Blut ist somit für die richtige Verteilung der Energie, die aus den Verdauungsprodukten gewonnen wird, zuständig. In der TCM verursacht eine gestörte Milzfunktion Feuchtigkeit und Schleim im Körper (z.B. in Form einer chronischen Sinusitis).
Wenn die Essenzen der Nahrung nicht mehr richtig umgewandelt werden führt dies zu dickem weißem oder gelbem Zungenbelag (v.a. auf der Zungenmitte) und zu begleitendem **Mundgeruch**.

Eine Komplikation nach der Entfernung der Milz (z.B. nach einem Unfalltrauma) kann die Bildung einer Fistel in den Magen sein, was zu starkem **Mundgeruch** führen kann.

Nieren und Harnwege

Anatomie der Nieren

Unsere Nieren befinden sich an der Rückwand des Bauchraums unterhalb der Rippen. Jede Niere hat die Größe einer Zigarettenschachtel (nur doppelt so dick) und das Gewicht eines kleinen Joghurtbechers (150 Gramm). Jede Niere wird von nur einer Arterie versorgt. Jeder vierte Liter Blut, der aus dem Herzen in den Körper gepumpt wird, gelangt in diese Nierenarterien. In den Nieren wird der Urin gebildet. Von der Niere gelangt der Urin über etwa ellenlange Harnleiter in die Blase, wo er gesammelt wird. Ist die Blase gefüllt, wird der Urin über die Harnröhre ausgeschieden.

Die kleinsten funktionellen Einheiten einer Niere sind die Nephrone, winzige Filtersysteme. Zwei Millionen in jeder Niere. In den Nephronen wird das Blut aus der Nierenarterie gefiltert. Manche Moleküle des Blutes passieren die Filter passiv, sie werden einfach durchgelassen. Andere Moleküle werden durch spezielle Mechanismen aktiv durchgeschleußt. Was durch die Filterchen hindurchgeht, wird als Primärharn bezeichnet. Tagtäglich werden 180 Liter Primärharn gebildet ! Weil diesem Primärharn auf seinem Weg in das Nierenbecken, in den alle Nephrone einer Niere münden, Wasser und viele andere Moleküle wieder entzogen werden, fließt nur etwa 1-1,5 Liter Endharn oder Urin pro Tag über die beiden Harnleiter in die Blase.

Wie Erkrankungen der Nieren oder der ableitenden Harnwege Mundgeruch verursachen können wird bei der Betrachtung der Funktionen der Nieren deutlich.

Funktionen der Nieren

- Regulation des Wasserhaushaltes des Körpers
- Regulation des Säure-Basen-Gleichgewichts des Blutes
- Hormonbildung (Renin, Erythropoetin)
- Umbildung und Entsorgung von Fremdstoffen (= Entgiftung)
- Bildung von Zucker
- Ausscheidung der harnpflichtigen Substanzen:
  Harnstoff, Harnsäure und Kreatinin

Erkrankungen der Nieren

Die Nieren können durch Infektionen (z.B. aufsteigende Infektionen bei Blasenentzündungen oder über die Blutbahn nach einer Streptokokken-Angina !), durch Giftstoffe, durch Abflußhindernisse in den Harnwegen oder durch Auotimmunreaktionen, bei denen der Körper seine eigenen Zellen angreift, geschädigt werden.
Wenn die Schädigung der Nephrone immer weiter fortschreitet, spricht man von einem chronischen Nierenversagen. Erst wenn über 50% dieser Miniaturfilterchen geschädigt sind, wirkt sich dies auf die Zusammen-setzung des Blutes und aller Körperflüssigkeiten aus. Im Blut macht sich dies durch eine Ansteigen der harnpflichtigen Substanzen Harnstoff, Harnsäure und Kreatinin bemerkbar. Man spricht von einer Urämie oder Azotämie. Der Körper versucht nun diese für ihn giftigen Stoffe über andere Kanäle loszuwerden. In Frage kommen auch die Schweißdrüsen und der Atem. Der Mundgeruch eines chronisch Nierenkranken riecht von urinartig (Ammoniak, Harnstoff) bis fischig (Dimethylamin und Trimethylamin). Oft riecht der ganze Körper nach Urin.

Wie erkennt man eine Nierenerkrankung?

Chronische Nierenerkrankungen machen häufig nur leichte dumpfe Schmerzen in der Nierengegend. Der Harn kann dunkel verfärbt sein und auch trübe. Chronisch Nierenkranke sind müde und blaß, oft haben sie eine leicht erhöhte Temperatur. Die Haut hat durch die Einlagerung von Urochromen eine Farbe wie Milchkaffée. Als Folge der Einlagerung von Fremdstoffen in die Haut kann Juckreiz auftreten. In späten Stadien entstehen Schwellungen (= Ödeme), besonders an Knöcheln und Augen-lidern. Nicht selten ist ein erhöhter Blutdruck das erste Symptom einer chronischen Nierenerkrankung !

Wie wird eine Nierenerkrankung vom Arzt festgestellt ?

Eine Nierenerkrankung kann durch die Untersuchung des Urins und des Blutes festgestellt werden. Bei Verdacht auf eine Abflußbehinderung oder eine mangelnde Nierendurchblutung ist eine Röntgenuntersuchung mit einem Kontrastmittel angezeigt. Um festzustellen wie stark die Nieren schon geschädigt sind, werden Funktionstests, bei denen die Filterfunktion überprüft wird, durchgeführt.

Was kann man selbst tun ?

- Einnahme von Eiweiß und Salz reduzieren
- Nierenschädigende Medikamente weglassen (s. Beipackzettel)
- Viel Trinken (am besten Leitungswasser)

Was kann der Arzt tun ?

- Harntreibende Medikamente (= Diuretika)
- Suche nach verursachenden Keimen (Bakterien) !
- Blutdruck senkende Medikamente
- Dialyse
- Transplantation

Hormone, Hormone

Mundgeruch und Menstruation

Es gibt Untersuchungen, die Zusammenhänge zwischen weiblichem Zyklus und Mundgeruch belegen. Danach können bei einer Frau die flüchtigen Schwefelverbindungen, die bei Mundgeruch auftreten, am Ovulationstermin (+/- 2 Tage) bis auf das Vierfache ansteigen. Das gleiche gilt für die Tage während der Menstruation. Eine Frau, die normalerweise 50 ppb (= parts per billion) Schwefelverbindungen in ihrer Atemluft und somit keinen wahrnehmbaren Mundgeruch hat, kann während den Tagen 200 ppb flüchtiger Schwefelverbindungen aufweisen. Diese Werte bedeuten üblen Mundgeruch !

(* bis zu 75 ppb werden von „trainierten Riechern" als noch nicht unangenehm angesehen).

Die Ursache vermutet man in der vermehrten Abschilferung von Zellen aus der Mund-, Rachen- und Nasenschleimhaut. Neben der Gebärmutter-schleimhaut werden auch von der Mundschleimhaut vermehrt Zellen abgestoßen. Diese Zellen sind eine ideale Nahrung für die geruchsbildende Mikroflora. Ferner bewirken die weiblichen Geschlechtshormone vor der Menstruation ein Aufquellen der äußeren Zellschichten der Haut (jeder weiß wie die Haut aufquillt, wenn man zulange in der warmen Badewanne gelegen hat), was ein Eindringen von Bakterien in diese aufgequollenen Zellschichten begünstigt.

Mundgeruch durch Sex ?

Schon im Mittelalter glaubte man, dass Körpergeruch und Mundgeruch in direktem Zusammenhang stehe mit Männlichkeit. Den strengen Geruch dieser Männer nannte man die „Aura seminalis" (= die Aura des Samens). In der Tat spricht einiges dafür, dass ein reges Sexualleben (auch Masturbation) beim Mann nicht nur Pickel, sondern auch Mundgeruch verursachen kann.

Von Bodybuildern weiß man, dass die Einnahme von Anabolika zum Muskelaufbau über längere Zeiträume nicht nur zur Akne (sog. Steroid-Akne), sondern auch zu Mundgeruch führen kann ! Das männliche Geschlechtshormon Testosteron ist diesen Anabolika sehr ähnlich. Testosteron ist u.a. für die Bildung und Reifung der Spermien veranwortlich. Bei jedem Samenverlust (Orgasmus) muß neuer Samen produziert werden. Dies verlangt eine vermehrte Produktion von Testosteron. Es ist nun bekannt, dass gewisse anaerobe, gram-negative Bakterien - Bacteroides-, Porphyromonas- und Prevotella-Arten - zur Vermehrung neben dem eisenhaltigen Blutfarbstoff Haemin auch das Vitamin K1 benötigen. Die weiblichen (= Östrogene, Progesteron) und die männlichen (= Testosteron) Geschlechtshormone haben eine ähnliche Molekülstruktur wie das Vitamin K1. Deshalb können unsere Geschlechts-hormone, so wird vermutet, neben dem Vitamin K1 von jenen Bakterien ebenfalls als Nahrung genutzt werden. Dies könnte beweisen, dass ein erhöhter Spiegel von Geschlechtshormonen nicht nur vermehrt zu Zahnfleischentzündungen - daran sind besonders die obigen Bakterien beteiligt - sondern auch zu verstärktem Mundgeruch führen kann !

So ließe sich auch die Aussage eines von den Juden verehrten alten Rabbi bestätigen, dass nämlich Masturbation neben schwindender Kraft und Sehkraft auch schlechten Atem hervorrufen würde. Eine zweite Erklärung, warum zuviel Sex oder Masturbation zu schlechtem Atem führen kann, könnte ein Zinkmangel durch erhöhten Zinkverlust sein. Da besonders viel Zink in den Hoden und in der Samenflüssigkeit gespeichert wird, werden mit dem Ejakulat jedesmal größere Mengen an Zink ausgeschieden. Aus diesem Grund sind die sehr zinkreichen Austern gut für die Potenz bzw. für die Samenproduktion. Ein Trost bleibt: Wissenschaftlich bewiesen ist diese Theorie (noch) nicht !

Stress und Mundgeruch

Wir wissen heute, dass starker Stress oder Aufregung Mundgeruch verstärken oder erst erzeugen kann. In wissenschaftlichen Untersuch-ungen konnte gezeigt werden, dass bei Zorn, Ärger und Anspannung der Cortisolgehalt des Speichels (auch der Testosterongehalt !) stark zunimmt. Bei Stress werden die kleinen arteriellen Blutgefäße in der Mund-schleimhaut weitgestellt, die venösen Abflüsse aber enggestellt, so dass durch den erhöhten Druck in der Blutbahn vermehrt Blutserum durch die Mundschleimhaut in den Mund gepreßt wird. Kortison (= Cortisol) wirkt hemmend auf die Immunreaktionen des Körpers. Eine verminderte Körper-abwehr bedeutet, dass sich vorhandene Keime nun schneller vermehren können, weil sie auf keinerlei Widerstand des Körpers treffen. Die Abwehr-zellen verharren in ihren „Kasernen", dem Lymphgewebe.

Stress macht also Mundgeruch ?!

Stimmt nicht ganz; aber Stress kann einen latenten, unterschwelligen, Mundgeruch ganz erheblich verstärken. Dann nämlich, wenn in Mund, Nase oder Rachen die "falschen" Bakterien anwesend sind.

Wie Stress und Ärger unseren ganzen Organismus durcheinander bringen kann, sehen wir jetzt.

Psyche und Mundgeruch

Ärger, Stress und Co.

Psyche kommt aus dem Griechischen und bedeutet Seele. Unser psychisches Erleben spielt sich aber im Gehirn ab. In entwicklungs- geschichtlich alten Hirnabschnitten, die auch den Tieren eigen sind, werden unsere Emotionen *erzeugt* und verarbeitet. Die Emotionen veranlassen uns entweder zu bewußten, willkürlichen, Taten oder sie führen zu unbewußten, automatischen, Vorgängen in den Organen oder Geweben. Unsere Organe erhalten ihre Anweisungen entweder durch in die Blutbahn abgegebene Botenstoffe, Hormone, oder durch die Nerven des vegetativen Nervensystems.

Das vegetative Nervensystem besteht aus zwei Nervenleitbahnen, Sympathicus und Parasympathicus. An den meisten Organen und Geweben rufen Sympathicus und Parasympathicus entgegengesetzte Wirkungen hervor. Der Sympathikus ist der Nerv der Anspannung und der Wachsamkeit, der Parasympathikus, auch Vagus genannt, ist der Nerv der Ruhe und Entspannung. Dementsprechend sind die Wirkungen beider auf ihre Zielorgane oder Zielgewebe. In einem Moment der Anspannung, wo höchste Konzentration von uns gefordert wird, überwiegt der Sympathicus. Unter seiner Herrschaft wird Blut aus den Verdauungsorganen abgezogen und in unsere Muskeln gepumpt, damit wir im Notfall schnell durchstarten können. Der Sympathicus beschleunigt unseren Herzschlag, damit mehr Blut und Sauerstoff im Körper zirkuliert und er verengt unsere Pupillen, damit wir besser sehen können. Der Sympathicus bringt unseren Körper in einen Zustand höchster Alarmbereitschaft. Der Vagus, sein Gegenspieler, dagegen regelt die Verdauung, er ist für die Bewegungen, die Peristaltik, des Darmes zuständig, er verlangsamt den Herzschlag, er erweitert die Pupillen. Er läßt uns wohlig zur Ruhe kommen. Beide Nerven werden maßgeblich von der Psyche beeinflußt. Stehen wir unter Stress, regiert der Sympathicus. In Zeiten der Erholung regiert der Vagus. Was hat das alles mit Mundgeruch zu tun ?

Wie wir im Kapitel über den Darm gesehen haben, kann jede Verlangsamung der Darmpassage oder gar ein Stillstand zu einer vermehrten Abgabe von Darmgasen in die Blutbahn führen, da die Darmbakterien in diesen Fällen mehr Zeit zum Abbau nicht verdauter Kohlenhydrate, Fette oder Eiweiße haben. Wenn der Darminhalt ins Stocken kommt, auch bei einer Verstopfung, bedeutet dies vermehrte Bildung von bakteriellen Darmgasen. Die Darmgase führen zu einem erhöhten Druck im Darm, was wieder zu einem vermehrten Durchdringen der Darmgase durch die Darmschleimhaut in die Blutbahn führt. Über die Art der Darmgase, übelriechend oder nicht, entscheiden die Arten der Darmbakterien. Was nicht in die Blutbahn gelangt, kommt als F... hinten heraus. So kann Dauerstress zu einem verlangsamten Stofftransport durch den Darm führen, im Extremfall zur Verstopfung und zu Mundgeruch. Dies ist nur ein Beispiel für die negativen Folgen von Dauerstress.

Welche große Rolle die Psyche bei der Entstehung von Mundgeruch spielt, wird deutlich, wenn ich meine Patienten frage, wann sie denn keinen Mundgeruch bzw. schlechten Mundgeschmack hätten. Die häufigste Antwort: „im Urlaub".

Was der Volksmund schon immer wußte

Aber nicht nur Stress, sondern auch negative Gefühle wie Ärger, Ekel, Haß oder Rachegedanken können Mundgeruch verursachen ! Der Volksmund beschreibt die körperlichen Symptome dieser negativen Emotionen sehr genau. Schauen wir einmal dem Volk genauer aufs Maul.

Fangen wir im Mund an.

„Mir bleibt vor Schreck die Spucke weg."
Schreck ist eine Alarmreaktion. Der Sympathikus-Nerv vermindert die Sekretion des Speichels. Wie wir wissen verstärkt ein trockener Mund einen vorhandenen Mundgeruch ganz erheblich.

Bei einer Schrecksekunde *„bleibt einem der Bissen im Halse stecken"*. Dies bedeutet, dass die Speiseröhre ihre Funktion als Schlingmuskel vorübergehend eingestellt hat. In einer Alarmreaktion werden alle Tätigkeiten, die mit der Verdauung zu tun haben, auf Sparflamme heruntergefahren, damit der Körper all seine Energie zur Abwehr oder zur Flucht bereitstellen kann.

„Ich stehe gehörig unter Druck". „Mir platzt gleich der Kragen."
Diese Ausdrücke bezeichnen den erhöhten Druck im Bauchraum, der unter Umständen Anteile des Magens in die Speiseröhre hinauf drücken kann, die exakte Beschreibung einer sich anbahnenden Hiatushernie (s. dort)

Eine ausgeprägte Hiatushernie wird im folgenden Ausdruck beschrieben:
„Es hängt mir zum Halse heraus"

„Es kotzt mich an."
Damit ist die Refluxkrankheit gemeint, bei der Mageninhalt die Speiseröhre hinauf bis in den Mund gelangen kann. Mann erbricht nicht nach außen, das Erbrochene, der Reflux, gelangt nur bis in die Speiseröhre oder bis in den Mund.

„Mir dreht sich der Magen um."
Ekelempfindungen führen nicht selten zu Übelkeit und Erbrechen. Die Magenbewegungen verlaufen umgekehrt wie normal.

Ein Mensch, der seine Aggression dauernd unterdrückt, dem *„kommt die Galle hoch"* oder aber die *„Galle läuft über".*
Ein Reflux von Gallenflüssigkeit ist gar nicht so selten ! Der Gallenreflux hinterläßt einen bitteren Geschmack im Mund. Auf das gleiche bezieht sich folgender Ausspruch: *„Es hat einen bitteren Beigeschmack".*

Einen unzufriedenen Zeitgenosse, der alle und alles schlecht macht und ständig lästert, der *„Gift und Galle spritzt",* den nennt man einen Choleriker. Es wird zuviel Galle produziert, deren Abbauprodukte das Blut und den Atem „vergiften".
Jemand der seine Emotionen nicht abreagieren kann, dem *„kocht die Galle über".* Er wird grün und blau vor Ärger. Auf Dauer führt das zu Gallen-entzündungen und zu Gallensteinen !

„Es stinkt mir gewaltig."
In diesem Ausdruck steckt das ganze Problem. Dauernder Stress führt zu übelriechenden Ausdünstungen infolge mangelnder Darmbewegungen und Gallestau ! Wenn jemand *„verbittert"* ist, hat er ein Zuviel an Galle im Körper, ebenso bitter-scharf riecht sein Atem.

Wir dürfen sicher sein, dass solche emotionalen Zustände, werden sie zu Dauerzuständen, mit Sicherheit üblen Mundgeruch verursachen werden.
Was bedeutet das für die Therapie ?

Wie ändere ich mein Leben

Hierzu noch zwei Sprüche, die sich jeder zu Herzen nehmen sollte...

"Rege Dich nicht über Dinge auf, die Du nicht ändern kannst.
Dinge, die Du aber ändern kannst, ändere sofort. "
"Tue nur, was Dir gut tut."

Wenn Ihnen die Arbeit oder der Beruf nicht gut tut, dann wechseln Sie die Arbeitsstelle oder den Beruf. Wenn Sie dauernd Probleme in Ihrer Beziehung oder Ehe haben, dann wechseln Sie den Partner oder lassen Sie sich scheiden. Sonst stehen Sie früher oder später vor der Wahl - Arbeit, Beruf, Beziehung, Ehe oder die eigene Gesundheit. Und Mundgeruch ist dann u.U. nur ein kleines Problem, denn Dauerstress führt zum Zusammenbruch des Immunsystems und so in vielen Fallen auch zu Krebs. Da ohne die Gesundheit alles Nichts ist, dürfte Ihnen die Entscheidung nicht ganz so schwer fallen...

Halitophobie - alles nur eingebildet ?

Es kommen immer wieder Patienten in meine Praxis, die über seit Jahren bestehenden Mundgeruch klagen, bei denen ich aber weder mit meiner Nase noch mit dem empfindlichsten Detektor für flüchtige Schwefel-verbindungen - dem Halimeter - irgendeine üble Ausdünstung feststellen kann. Bei der Befragung geben diese Patienten dann an, dass sie schon in der Kindheit oder in der Pubertät von ihren Spielkameraden oder Freunden unverblümt auf „ihr Problem" angesprochen worden seien. Wiederholen sich solche einschüchternden Erfahrungen im Laufe des Lebens einige Male, dann entwickeln diese Patienten eine erhöhte Sensibilität auf die Reaktion ihrer Mitmenschen. Diese Menschen werden zu Detektiven. Sie beobachten ihre Umgebung sehr genau. Jedes Wegdrehen des Kopfes, jedes zufällige Nase rümpfen des Gegenübers wird sofort mit dem eigenen „üblen" Atem in Verbindung gebracht: „Ich habe es gewußt, ich habe Mundgeruch!" Oft hat sich die Ursache für den meist gelegentlichen Mundgeruch dieser Menschen in ihrer Kindheit oder Jugend aber längst erledigt, die Mandeln wurden entfernt oder die Zähne werden jetzt besser gepflegt usw.... Die Angst vor Mundgeruch aber ist geblieben, sie hat sich tief in das Bewußtsein eingeprägt.

Die Angst, andere mit dem eigenen Mundgeruch zu belästigen, unange-nehm aufzufallen, ausgegrenzt zu werden, bestimmt nicht selten das ganze Leben von Menschen mit Mundgeruch – ob wirklich oder nur eingebildet. So habe ich Patienten gehabt, die sich nicht mehr trauen, aus dem Haus zu gehen. Ihre sozialen Kontakte sind bis auf das Berufsleben nahezu eingefroren. Ihr beruflicher Alltag wird für sie zum Spießrutenlaufen. Ein Aufenthalt im Fahrstuhl, eine geschäftliche Besprechung wird zur Tortur.

Frei durchzuatmen, das trauen sich diese Betroffenen nur, wenn sie einen „Sicherheitsabstand" von einigen Metern zu anderen Menschen haben. Es wird verständlich, dass diese Menschen einen Großteil Ihrer Konzentration darauf verwenden, die Reaktion der anderen zu beobachten und zu analysieren !

Die Angst vor Mundgeruch bestimmt ihr Leben. Außerdem rennen diese Patienten, geplagt von ihrem Leiden, von Arztpraxis zu Arztpraxis, treffen dort aber meist nur auf Unverständnis und Schulterzucken. Dass die Leistungsfähigkeit der Betroffenen durch „ihr Handicap" stark eingeschränkt ist, kann sich wohl jeder gut vorstellen. Dies sollte auch ein Grund für die gesetzlichen Krankenkassen sein, die Kosten für die Behandlung dieser Patienten durch Spezialisten - wenn es denn welche gibt - zu übernehmen !

Noch ärmer dran sind die Patienten, die sich ihren Mundgeruch wirklich nur einbilden oder die ihren eigenen Mundgeruch - wie sie selbst behaupten - auch noch selbst riechen können, obwohl es nichts zu riechen gibt. Man nennt dies Halitophobie. Halitophobiker sind Patienten, bei denen sich die Angst vor Mundgeruch zu einer Neurose entwickelt hat. Diese Patienten brauchen keinen Spezialisten für Mundgeruch, sondern einen Psychiater.
Es ist aber auch durchaus möglich, dass bei diesen Patienten die eigene Geruchswahrnehmung verrückt spielt; dass die Gerüche von ihnen „wirklich" wahrgenommen werden, wohingegen der Gegenüber auch im Abstand von 10 Zentimeter nichts weiter wahrnehmen kann als den warmen Atem des Leidenden. Wie solche Fata Morganas in der Wahrnehmung von Gerüchen entstehen ist noch unklar.

Mundgeruch durch die Ernährung

Alles Knobi oder was ?

Knoblauch ist gesund, macht aber einsam. Einer seiner Wirkstoffe, das Allicin soll den Cholesteringehalt des Blutes senken. Das Allicin hemmt auch noch in extremer Verdünnung das Wachstum von gram-positiven und gram-negativen Bakterien. Knoblauch ist also ein Antibiotikum. Ferner stimuliert Knoblauch die Darmfunktion.
Wenn da bloß der Geruch nicht wäre ! Für den strengen Mundgeruch nach Knoblauchgenuß sind die Abbauprodukte des Allicins, vor allem das Diallylsulfid und das Allylmethylsulfid verantwortlich. Es geht sogar durch die intakte Haut, so dass man, wenn man die Fußsohlen mit einer aufgeschnittenen rohen Knoblauchzehe bestreicht, Mundgeruch bekommt.
Weitere Nahrungsmittel, die bei häufigem Genuß vorübergehenden Mundgeruch machen können, sind rohe Zwiebeln, Rettiche, Kohl, Haferflocken und Hühnereier. Sie alle zeichnen sich durch einen hohen Schwefelgehalt aus.

Mundgeruch durch Müsli ?

Eine Patientin schrieb mir per email: „Mein Freund, 32, hatte auch Mundgeruch. Seit er morgens kein Müsli mehr ißt, ist der Mundgeruch verschwunden ?" Die mögliche Erklärung: Die in Getreide und Hülsenfrüchten enthaltene Phytinsäure reagiert mit dem Zink in der Nahrung und machen dieses so unverdaulich. Es kann ein Zinkmangel entstehen. Außerdem sind Haferflocken wie Walnüsse sehr reich an Schwefel.

Mundgeruch durch Pfefferminz ?

Wie das ? Ich kannte einen Geschäftsmann, der hat vor einer wichtigen Besprechung hohlhandweise Pfefferminzdragées geschluckt (TicTac). Andere übertreiben es mit Pfefferminzöl oder scharfen Pfefferminzdrops. Nun überdeckt Pfefferminz zwar für einige Zeit üblen Mundgeruch, Pfefferminz schädigt aber den unteren Speiseröhrenschließmuskel. Schließt dieser nicht mehr einwandfrei, entsteht eine Hiatushernie, durch die vor allem nachts Mageninhalt in die Speiseröhre gelangen kann (s. Refluxösophagitis). Die Speiseröhre entzündet sich und ... verursacht Mundgeruch !

Mundgeruch durch Schokolade ?

Schokolade wird wie wir alle wissen aus der Kakaobohne gemacht. Ein wichtiger Inhaltsstoff des Kakaos ist Phenyläthylamin, eine ölige Flüssigkeit, die einen fischartigen Geruch hat. Ein zuviel an Schokolade kann unsere Verdauung überfordern und der Stoff kann aus dem Darm in die Blutbahn gelangen ! Unser Körper kann auch selbst Phenyläthylamin aus der Aminosäure Phenylalanin herstellen, aber nur in ganz geringen Mengen. Bei Stress erhöht sich aber die Blutkonzentration dieses Stoffes !
Schokolade enthält außerdem sehr viel Fett. Auch Fette schädigen den unteren Speiseröhrenschließmuskel. Erlahmt dieser, kann sich eine Hiatushernie ausbilden (s. dort). Außerdem können einige Bakterien das "lose" Fett in der Schokolade mit ihren fettspaltenden Enzymen, den Lipasen, offensichtlich schneller verarbeiten als Fette in anderen Lebensmitteln.

Rauchen und Mundgeruch

Es gilt: Rauchen verschlimmert jeden Mundgeruch. Allerdings wird die Duftnote in Richtung „ascheartig" beeinflußt. Ich bin fast der Meinung, dass manche Raucher der Überzeugung sind, sie könnten mit dem blauen Dunst den eigenen Mundgeruch überdecken. Dann wäre es allerdings gesünder, jeden Morgen Knoblauch zu essen !

Gibt es eine Mundgeruch-Diät ?

Es gibt keine eigentliche Diät gegen Mundgeruch. Die Mundgeruch-Forscher sind sich aber einig, dass es Lebensmittel gibt, die vorbelastete Menschen, Menschen die zu Mundgeruch neigen, meiden oder zumindest reduzieren sollten.

Dazu gehören vor allem durch Bakterien leicht und schnell zu spaltende...

* Zucker (in Süßigkeiten, Limonaden)
* Alkohole
* Weißmehlprodukte (z.B. Brötchen, Weißbrot, Nudeln)
* Proteine
* Fette (z.B. in Schokolade)

und natürlich

* Kaffée (s.o.)
* Tabak (s.o.)

Die möglichen Zusammenhänge sind vielfältig. Leicht abbaubare Zucker, Eiweiße und Fette sind für die Bakterien im Mundrachenraum ein Leckerbissen. Das Resultat ist ein „Müllhaufen" in Form von dickem übelriechendem Zungenbelag. Vom Zucker behaupten nicht nur die Heilpraktiker, dass zuviel Zucker die Leber schädigt. Zucker wird in der Leber umgebaut und beschäftigt so die Leberzellen. Die Leber, in die über die Pfortader alle Stoffe aus dem Darm geschleust werden, kann bei hohem Zuckerkonsum überfordert sein und ihre Entgiftungsfunktion für andere Stoffe nicht mehr voll wahrnehmen. Stoffe, die normalerweise in der Leber ab- bzw. umgebaut würden, passieren so den Filter Leber und gelangen in den Körperkreislauf. Darunter auch flüchtige und riechende Verbindungen, die dann über die Lungen abgeatmet werden. Dasselbe gilt für Weißmehlprodukte, weil diese im Darm schnell zu Zuckern abgebaut werden. Für Hefepilze (= Candida) sind leichtverdauliche Zucker die optimale Nahrungsquelle. Der Genuß von Süßigkeiten verursacht bei Menschen mit Darmpilzen starke Blähungen. Einige Darmbakterien sind rasante Verwerter von Eiweißen. Auch dies führt zu Blähungen, zu äußerst übelriechenden. Bakterien, die Proteine abbauen, können auch direkt im Mund, auf dem Zungenrücken, flüchtige Schwefelverbindungen bilden und so zum Stein des Anstoßes werden. Fette (Schokolade enthält bis zu 40% Fett !) schädigen den unteren Speiseröhrenschließmuskel.

Gefährdet sind Personen mit Hiatushernien und Sodbrennen. Fette fördern die Gallen-sekretion. Die Abbauprodukte der Gallensäuren im Darm wiederum können schlechten Atem verursachen (s. Choleriker). Um herauszufinden, was dem eigenen Atem gut tut oder schadet, sollte man ein Mundgeruch-Tagebuch führen (s.o.).

Mangelzustände und Mundgeruch

Jeder Mangel, der zu einer Entzündung von Schleimhäuten führt, kann potentiell Mundgeruch verursachen. Entzündete Schleimhäute werden im Gegensatz zu gesunden Schleimhäuten gerne von krankmachenden (= pathogenen) Bakterien und von Pilzen besiedelt. Blut und Blutzellen wie die weißen Blutkörperchen, die durch die entzündeten Schleimhäuten „ausgeschwitzt" werden, sind eine ideale Nahrung für diese Keime.

Eine entzündete Darmschleimhaut wird auch für viele Geruchsstoffe, die normalerweise nicht durch diese Schleimhautbarriere dringen können, durchlässig. Die Amerikaner sprechen vom „leaky gut syndrome" (= Syndrom des durchlässigen Darmes). Dieses Syndrom und mit ihm häufig das Auftreten von chronischem Mundgeruch entwickelt sich mehr und mehr zur Zivilisationskrankheit.

Vitaminmangel

Es gibt wasserlösliche und fettlösliche Vitamine. Fettlösliche Vitamine (die Vitamin A, D, E und K) können nur zusammen mit Fetten im Dünndarm aufgenommen werden. Eine Störung der Fettverdauung führt zwangsläufig nach längerer Zeit, wenn die Vitamin-Speicher im Körper erschöpft sind, zu einem Mangel an diesen Vitaminen. Wasserlösliche Vitamine (Vitamin C und die Vitamine der B-Gruppe) werden im Gegensatz zu den fettlöslichen Vitaminen nicht im Körper gespeichert, sie müssen täglich neu zugeführt werden. Vor allem ein Mangel an den Vitaminen A und C, B2, B3, B6 oder B12 kann sich schädigend auf die Schleimhäute auswirken.

Vitamin A-Mangel

Für Haut und Schleimhaut besonders wichtig ist das Vitamin A. Es wird deshalb auch als „Epithelschutzvitamin" bezeichnet. Epithelzellen sind die Zellen an den Oberflächen von Haut und Schleimhäuten. Vitamin A ist ein wesentlicher Faktor für den Sehvorgang und für die Zellerneuerung vor allem der Schleimhäute.

Ohne den durch Vitamin A vermittelten Zellnachschub gehen die Zellen der Haut und der Schleimhäute zugrunde oder sie verhornen, das heißt, die oberflächlichen abgestorbenen Zellschichten werden nicht mehr abgestoßen (= natürliche Schuppung). Vitamin A und seine Vorstufen, die Karotine, werden mit Hilfe der Galle in Anwesenheit von Nahrungsfetten im oberen Dünndarm aufgenommen.

Bei Störungen der Fettverdauung durch Gallemangel, durch eine Entzündung der Bauchspeicheldrüse oder durch eine Entzündung der Dünndarm-schleimhaut kann im Dünndarm nicht mehr genügend Vitamin A aufgenommen werden. Eine schlechteres Sehen in der Dämmerung kann ein erster Hinweis auf einen Vitamin-A-Mangel sein ! Auch Entzündungen der Haut, Ekzeme, können auf einen Vitamin-A-Mangel hindeuten.

Vitamin C-Mangel

Vitamin C ist für die Bildung von Kollagen, der Kittsubstanz der Zellen des Bindegewebes unerläßlich. Vitamin C ist entscheidend an der Wundheilung beteiligt und kräftigt die Immunabwehr. Wenn auch nicht gleich zum Zahnausfall wie beim Skorbut, so führt ein unterschwelliger Vitamin-C-Mangel doch zu vermehrten Zahnfleischentzündungen mit erhöhter Blutungsneigung des Zahnfleisches. Blut enthält viele Eiweiße und Eisen. Beides sind Stoffe, die geruchsbildende Bakterien als Nahrung bevorzugen. Vitamin C wird bei Stress und bei Rauchern schneller verbraucht ! Nikotin zerstört das Vitamin C.

Vitamin-B2 Mangel (Riboflavin)

Ein Mangel an Riboflavin äußert sich vor allem an Haut und Schleimhäuten. Zu den möglichen Symptomen eines Riboflavin-Mangels gehören Einrisse an den Mundwinkeln (= Faulecken), brüchige Fingernägel, struppiges Haar, Entzündungen der Mund-, Speiseröhren- und Darmschleimhäute.

Vitamin B3 Mangel (Niacin, Nikotinsäure, Niacinamid)

Ein ausgeprägter Mangel an Nicotinsäureamid (nicht zu verwechseln mit dem Nikotin einer Zigarette) führt zur Pellagra. Die „pelle agra" äußert sich in braunen Hautflecken an Stellen, die dem Sonnenlicht ausgesetzt sind. Bereits ein beginnender, subklinischer Mangel, führt zur Schädigung der Schleimhäute im Mund-Rachenraum und im Darm. Viele Erkrankungen der Haut äußern sich schon lange vorher an den empfindlicheren Schleimhäuten. Wie wir gesehen haben, kann eine Erkrankung der Darmschleimhaut inj ein Leaky Gut Syndrome, einen undichten Darm, münden. In diesem Fall kann die zusätzliche Einnahme von Nikotinamid eine wirksame Waffe gegen Mundgeruch sein.

Vitamin-B12 Mangel

Bei einer chronischen atrophischen Gastritis gehen nach und nach die Drüsenzellen der Magenschleimhaut zugrunde. Die Drüsenzellen der Magenschleimhaut bilden vor allem Magensäure, aber auch den Intrinsic Factor.

Dieser Intrinsic Factor ist für die Aufnahme von Vitamin B12 im Dünndarm unerläßlich. Kein Intrinsic Factor, keine Aufnahme von Vitamin B12 !

Eine Erkrankung des Dünndarmes kann ebenso zu einem Vitamin B12 Mangel führen. Der Mangel an Vitamin B12 äußert sich in einer Entzündung von Zungen- Mund- und Rachenschleimhäuten und in extremen Fällen in der perniziösen Anämie. Eine Anämie bezeichnet das Fehlen oder die krankhafte Veränderung der roten Blutkörperchen.

Mineralstoffmangel

Auch ein Mangel an Mineralstoffen oder Spurenelementen kann zu Mundgeruch führen.

Eisenmangel

Eisen ist an allen Stoffwechselvorgängen zur Energieerzeugung im menschlichen Körper (= Atmungskette) beteiligt. Ohne Eisen könnte kein Sauerstoff an die roten Blutkörpchern gebunden werden. Ohne Eisen könnten wir unsere Muskeln nicht bewegen und nicht atmen. Ein Eisenmangel kann aber auch zu einer Schädigung der Schleimhäute von Nase, Mund, Rachen und Magen-Darm-Trakt führen. Ein Eisenmangel kann nach chronischen Blutungen - auch bei wiederholt stärkeren Monatsblutungen - und bei Störungen der Eisenaufnahme im Dünndarm entstehen. Wer zum Essen immer nur schwarzen oder grünen Tee trinkt, gefährdet seinen Eisenvorrat, denn die Tannine des Tees bilden mit dem Eisen unlösliche Komplexe, die im Darm nicht aufgenommen werden können. Ein Eisenmangel kann auch nach einer längeren Infektion entstehen. Da Bakterien Eisen lieben, versucht der Körper es ihnen zu entziehen. Dazu bindet er das Eisen an ein Eiweiß (= Lactoferrin). Das so gebundene Eisen ist für die Bakterien nicht mehr erreichbar. So verhindert der Körper die weitere Vermehrung der Bakterien.

Aber: Ein Zuviel an Eisen, kann das Wachstum pathogener Keime fördern !

Zinkmangel

Zink ist ein lebenswichtiges Spurenelement. Es in einer Vielzahl von Enzymen vorhanden und an mannigfachen Stoffwechselvorgängen beteiligt. Zink wird im Zwölffingerdarm und im oberen Dünndarm aufgenommen. Im Blut ist Zink überwiegend an Bluteiweiße gebunden. Ein Zinkmangel kann durch Entzündungen im Dünndarm (Durchfälle), durch Zinkverlust bei Nierenentzündung und bei Alkoholismus verursacht werden. Auch chronische Müsli-Esser sind gefährdet. Die Phytinsäure im Getreide hemmt die Zinkresorption im Darm. Bei Zinkmangel wird die Haut schuppig, die Fingernägel haben weiße Flecken, die Immunabwehr ist beeinträchtigt, Wunden heilen schlecht.

Da in den Geschlechtsorganen relativ große Mengen Zink gespeichert werden, findet man bei einem Zinkmangel bei Männern oft eine vergrößerte Prostata und eine sexuelle Unlust (= verminderte Libido). Eine erhöhte Zinkzufuhr wirkt wahrscheinlich deshalb positiv auf Mundgeruch, weil Zink die Ausscheidung von Giftstoffen aus dem Körper unterstützt und beschleunigt. Außerdem scheint Zink den Schwefel in den Geruchsstoffen zu binden und zu neutralisieren. Zink sollte man aber immer in Kombination mit Mangan nehmen, denn die alleinige Einnahme von Zink senkt den Manganspiegel im Blut. Meine Empfehlung: 15mg Zink + 10 mg Mangan + eine Kapsel Vitamin-B-Komplex*/Tag. Eine höhere Dosierung als 15 mg Zink bringt nichts, Mangan kann man ruhig mehr nehmen; Vitamin B-Komplex fördert die Aufnahme von Zink ! (* Vitamin-B Komplex = alle Vitamine der B-Gruppe)

Selenmangel ?

Selen ist ein wichtiger Mineralstoff, ohne den wir nicht leben könnten. Ein Zuviel an Selen kann Mundgeruch aber verursachen !

Wer viel Fisch, Leber, Nieren und dazu noch viel Nüsse und Müsli ißt, kann durchaus eine Selenvergiftung bekommen. Die ersten Anzeichen sind übler knoblauchartiger Mundgeruch und Körpergeruch (Ausatmung oder Aus-schwitzen von Methylselen), metallischer Mundgeschmack und brüchige Fingernägel.

Hunger und Durst

Ein Mangelzustand der ganz besonderen Art ist der Hunger. Beim Hunger greift der Körper infolge Fehlens von Kohlenhydraten zur Energie-gewinnung auf die körpereigenen Fettreserven zurück. Die Fettsäuren werden in der Leber „verbrannt"*, wodurch Energie gewonnen wird. Die Verbrennung von Fetten in der Leber bei gleichzeitigem Mangel an Kohlenhydraten führt zur Bildung der sogenannten Ketonkörper Aceton, Buttersäure und Acetessigsäure. Da der Körper mit dieser Flut von Ketonkörpern zunächst nichts anfangen kann, werden diese sowohl über die Nieren ausgeschieden als auch über die Lungen abgeatmet.

(* Die Reaktion eines Stoffes mit Sauerstoff wird in der Chemie als Verbrennung bezeichnet)

Mundgeruch bei Fastenkuren

Ein hungernder Mensch riecht in den ersten Tagen des Fastens nach Aceton und Buttersäure. Bei längerem Fasten greifen schließlich die Muskeln und notgedrungenermaßen auch das Gehirn auf diese Ketonkörper als Nahrung zurück. Der Acetongeruch verschwindet wieder aus der Atemluft.

Eine weitere mögliche Erklärung für den Mundgeruch während und nach einer Fastenkur ist diese: Viele Giftstoffe werden vom Körper mangels anderer Entsorgungswege in das Fettgewebe eingelagert. Beim Fasten werden nun auch diese Fettdepots abgebaut, die darin enthaltenen Giftstoffe gelangen erneut in den Körperkreislauf, wo sie, wenn sie flüchtig sind, auch über die Lungen abgeatmet werden.

Unterernährung

Unterernährung muß nicht unbedingt von Hunger begleitet sein !

Eine Unterernährung kann schon dann entstehen, wenn man sich einseitig, relativ kohlenhydratreich, aber sehr eiweißarm ernährt. Manche in den Eiweißen enthaltenen Aminosäuren sind für viele Stoffwechselvorgänge unbedingt notwendig. Man nennt diese Aminosäuren, essentielle Aminosäuren. Werden diese essentiellen Aminosäuren nicht mit der Nahrung zugeführt, deckt der Körper seinen Eiweißbedarf nun durch den Abbau der Muskeln, die vor allem aus Eiweiß bestehen. Auch die Eiweiße im Blut, die Albumine, werden nach und nach abgebaut. Diese Proteinmangelernährung führt schließlich zur Wassereinlagerung in Bauch und Gesicht, dem von Hungerkatastrophen bekannten Bild des Eißweißmangelbauchs (Kwashiorkor). Schließlich greift der Körper auch bei Unterernährung auf seine Fettreserven zurück. Auch hier entstehen Ketonkörper und Mundgeruch.

Durst

Durst signalisiert immer einen Mangel an Körperflüssigkeiten. Im Durst reduziert der Körper die Schweißausscheidung und den Speichelfluß, um sich vor weiteren Flüssigkeitsverlusten zu schützen. Ein verminderter Speichelfluß bedeutet auch immer die Verstärkung eines bereits vorhandenen Mundgeruchs (s. trockener Mund)

Mundgeruch durch Medikamente

Nicht wenige Medikamente verursachen Mundgeruch, auch wenn es nicht auf dem Beipackzettel steht ! Nur einige Beispiele:

- Isosorbiddinitrat (bei Angina pectoris, z.B. Isoket®)
- Disulfiram (bei Alkoholismus, z.B.Antabus®)
- Dimethylsulfoxid (Einreibemittel bei Weichteilrheuma, z.B.Dolobene®)
- Chloralhydrat (in Schlaf- und Beruhigungsmitteln, z.B. Chloraldurat®)
- Clomipramin (in Antidepressiva und Mitteln gegen Neurosen)
- Aztreonam (Antibiotikum; z.B. Azactam®)
  Azactam® ist das einzige Medikament der „Roten Liste",
  das Mundgeruch als Nebenwirkung nennt!
- Lamotrigin (Epilepsie-Mittel, z.B. Lamictal®)
- Sertralin (Antidepressiva, z.B. Zolof®)
- Atropin-artige Medikamente (Atropin blockiert alle Körperfüssigkeiten)
- viele Antibiotika ((zer)stören das Gleichgewicht der Darmflora)

Sehr viele Medikamente verursachen als Nebenwirkung Mundtrockenheit. Nimmt man die Medikamente hinzu, die die Darmschleimhäute reizen und so zu einem - wenn auch vorübergehenden – Leaky Gut Syndrome führen können, so ließe sich diese Liste über viele Seiten fortsetzen.

Krebs und Mundgeruch

Fortgeschrittene Krebsgeschwüre der Mundhöhle, der Nase, des Rachens, der Speiseröhre, des Magen-Darm-Traktes und der tiefen Atemwege (Bronchien und Lunge) verursachen fast immer Mundgeruch! Der geschwürige Gewebszerfall lockt alle Arten von Fäulnisbakterien an. Dabei kann es durchaus vorkommen, dass sonst keine weiteren Beschwerden bestehen. Aus diesem Grund ist es sehr wichtig, der Ursache des Mundgeruches, besonders wenn der Mundgeruch erst seit einiger Zeit besteht und ständig schlimmer wird, auf den Grund zu gehen.

Nach meiner Auffassung werden viele Krebsarten - nicht nur die der Schleimhäute, die Carcinome - durch bakterielle Stoffwechselprodukte oder Giftstoffe (=Toxine) verursacht. Beispiel Darmkrebs. Ein dauerndes Bombardement mit giftigen Substanzen, dem die Darmschleimhaut bei einer Besiedelung mit unphysiologischen Bakterien ausgesetzt ist, hält keine Schleimhaut auf Dauer aus. Ständig muß der Schutzwall Darmschleimhaut repariert werden. Irgendwann sind die unermüdlichen Zellreparatur-Enzyme erschöpft, die geschädigten Schleimhautzellen degenerieren oder sie entarten. So dürfte der Grund für die rasant zunehmende Zahl an Darmkrebs m.E. in einer geschwächten und "falschen", weil unphysiologischen Darmflora liegen. Da über 70% unserer Immunabwehrzellen, die Lymphozyten, im Darm "stationiert" sind, wird bei einer geschädigten Darmschleimhaut auch die Immunabwehr des ganzen Körpers in Mitleidenschaft gezogen. Große Heilkundige sagten nicht umsonst, „der Tod beginnt im Darm".

Ererbter Mundgeruch ?!

"Fish Odour Syndrome"

Es gibt genetische Defekte, bei denen gewisse Enzyme fehlen. Das Resultat ist eine Anhäufung von Stoffwechselprodukten, die in einem gesunden Körper nur vorübergehend vorkommen.

Einer dieser Enzymdefekte ist das "Fish Odour Syndrome". Bei diesem Syndrom wird das aus Cholin im Dickdarm gebildete fischartig stinkende Trimethylamin (TMA) nicht mehr in geruchlose Moleküle umgewandelt. Menschen, die unter dieser Erkrankung leiden haben subjektiv einen üblen, fischartigen Körper- und auch Mundgeruch. Objektiv ist dieser Geruch aber nicht immer vorhanden. Da das Trimethylamin auch mit dem Urin ausgeschieden wird, der ebenfalls nach Fisch riecht, heißt die Krankheit Trimethylaminurie (TMAU). Eine Behandlung ist leider nur sehr begrenzt möglich, sie besteht in einer speziellen Diät. Gemieden werden müssen Nahrungsmittel, die Cholin enthalten, vor allem Fisch, Eier und Leber. Da auch gewisse Darmbakterien Trimethylamin erzeugen, läßt sich der Geruch nie ganz verhindern.

Krankheiten und ihre Duftnoten

- Ein Patient mit einem ein unbehandelten oder schlecht eingestellten **Diabetes** (= Zuckerkrankheit) riecht obstartig, zuweilen nach faulenden Äpfeln (= Azeton und anderen Ketonkörpern).
- Nach längerem **Fasten** riecht der Atem ebenfalls nach Azeton.
- Patienten mit einer **Nierenfunktionsstörung** verströmen oft einen scharfen Geruch nach Urin und Ammoniak oder auch einen fischartigen Geruch (Dimethylamin, Trimethylamin).
- Eine Infektion des Magens mit dem Bakterium **Helicobacter pylori** kann ebenfalls einen Geruch nach Ammoniak zur Folge haben.
- **Bakterielle Zersetzungsprodukte** von Fetten im Dünndarm (flüchtige Fettsäuren; z.B. Buttersäure) riechen oft wie ranzige Butter.
- Patienten mit **chronischer Verstopfung** haben manchmal einen fäkalen Mundgeruch.
- Patienten mit schweren **Lebererkrankungen** können nach allem Möglichen riechen, je nach Art der Leberzellstörung: süßlich, nach faulen Eiern, wie ranzige Butter, fischartig oder nach Ammoniak.
- **Bronchiektasien** und andere Infektionen der Lunge und der Bronchien riechen faulig.
- Aashaft nach Eiter riechen **Entzündungen der Nasennebenhöhlen**, vor allem dann, wenn die Ursache eine vereiterte Zahnwurzel ist.
- Faulig oder muffig können entzündete **Mandeln** riechen.
- Die **Mandelsteinchen** hingegen riechen meist käsig.

- Ein **Hefepilzinfektion** der Schleimhäute von Mund, Nase, Rachen oder Speiseröhre riecht süßlich-säuerlich und schmeckt auch so.
- **Rheumatische Erkrankungen** werden oft von einem sauren Körper- und Mundgeruch begleitet.
- Menschen, die unter **Schizophrenie** leiden, sollen einen scharfen unangenehmen Geruch verströmen.

Ist Mundgeruch ansteckend ?

Als Zahnarzt hat man manchmal den unangenehmen Atem eines Patienten noch nach Tagen in der Nase. Einbildung oder Fakt ? Ich bin davon überzeugt, dass es Fälle gibt, bei denen der Mundgeruch wirklich durch Ansteckung erworben wurde. So hat mir ein Patient berichtet, dass alle Mitglieder seiner Familie nach einem Urlaub in Italien plötzlich Mundgeruch hatten. Er meinte, sie hätten sich beim Inhaber einer kleinen Pension, der sehr üblen Mundgeruch hatte, angesteckt. In der Familie eines anderen Patienten kommt Mundgeruch so häufig vor wie Zahnbelag. Dabei hatten nicht nur die Verwandten, sondern auch angeheiratete Familienmitglieder Mundgeruch. Fremde Keime müssen aber, davon bin ich ebenso überzeugt, einen fruchtbaren Boden, geschädigte Schleimhäute oder geeignete Nischen, vorfinden, damit sie sich niederlassen und so zur Infektion führen können. So ist denkbar, dass Parodontitiskeime durch einen intensiven Kuß auf die Zahnbeläge des Partners überimpft werden und sich in einer bereits entzündeten Zahnfleischtasche ansiedeln können.

Die Erstbesiedlung des Mundes und des Darmes eines Säuglings mit Bakterien erfolgt mit den Bakterien der Mutter. Die Keime werden entweder beim Stillen, beim Küssen oder mit dem Fläschchen übertragen, wenn die Mutter dieses zuvor mit dem Mund auf die richtige Temperatur überprüft hat. Eine Mutter mit Zahnfleischentzündungen kann so ihrem Kind die Keime für späteren Mundgeruch übertragen ! Ist beim Jugendlichen oder Erwachsenen im Mund, im Magen oder im Darm bereits eine stabile Standortflora vorhanden, so ist diese nicht leicht durch fremde Keime zu beeinflussen. Ein gesunder Mund kann sich beim Küssen also nicht mit Mundgeruch anstecken.

Alternative Therapien des Mundgeruchs

Leider kann die Schulmedizin m.E. chronische Krankheiten nicht heilen. Um die Symptome zu lindern werden oft zum Teil schwerwiegende Nebenwirkungen der Medikamente in Kauf genommen. Diese schweren Nebenwirkungen haben sanfte Therapiemethoden nicht. Hier einige, von deren Wirksamkeit ich überzeugt bin.

Homöopathie bei schlechtem Atem

In schulmedizinischen Lehrbüchern kommt das Wort Mundgeruch, lateinisch Foetor ex ore, bei Allgemeinerkrankungen auch Halitosis genannt, nur sehr selten vor.

Die Schulmedizin riecht nicht mehr am Menschen wie die Mediziner vergangener Jahrhunderte oder die Ärzte der traditionellen chinesischen Medizin. Die Schulmedizin fährt oft gleich schwere Geschütze, Apparate, auf: Röntgen, Ultraschall usw.. Fürs Riechen gibt es ja auch - leider - keine Gebührenposition, die abrechenbar wäre. Eine Maschine zur Bestimmung und Messung bestimmter aussagekräftiger Körpergerüche gibt es in der Schulmedizin nicht, das heißt, es gibt sie schon, den Gaschromato-graphen, aber dieser wird in der praktischen Medizin nicht eingesetzt. Eine feine geschulte Nase könnte viele Krankheiten schon an ihrem charakter-istischen Geruch erkennen.

Ganz anders in der klassischen Homöopathie. Der klassische Homöopath beobachtet den Kranken sehr genau, *jedes* Zeichen und *jede* Veränderung des Körpers, des Befindens und der Psyche wird genau registriert. In der Homöopathie werden Mittel in teils unglaublich großer Verdünnung verabreicht. Bei einem Medikament in der Potenz C30 zum Beispiel wird der ursprüngliche Wirkstoff 30 mal 1:100 verdünnt ! Das bedeutet 1 ml reiner Wirkstoff, die Urtinktur, wird in 100 ml Alkohol verdünnt und geschüttelt. Von dieser Mischung wird 1 ml entnommen und wieder in 100 ml Alkohol verdünnt usw. Die ganze Prozedur wird bis zu 200 mal wiederholt !!! Je höher die Verdünnung, die Potenz, desto tiefgreifender die Wirkung. Üblicherweise nimmt man bei chronischen Erkrankungen eher tiefe Potenzen, bei akuten Erkrankungen aber sehr hohe Potenzen.

Homöopathie wirkt ! Sie ist besonders angezeigt bei chronischen Fällen, in denen oft der ganze Körper und die Psyche aus dem Gleichgewicht geraten sind. In diesen Fällen ist sie meiner Meinung nach der Schulmedizin überlegen, da die Schulmedizin in der Regel leider nur die Symptome einer Erkrankung mit Medikamenten *unterdrückt*, mit diesem Medikament aber andere Symptome - Nebenwirkungen - erzeugt und so das Gleichgewicht noch mehr ins Wanken bringt. Es gibt Untersuchungen, die belegen, dass die Schulmedizin in vielen Fällen mehr krank macht als heilt.

Jeder Heilpraktiker darf sich zwar auch Homoeopath nennen, nicht jeder Heilpraktiker aber ist auch ein guter Homoeopath. Die klassische Homöopathie erfordert eine mehrjährige Ausbildung ! Ein Heilpraktiker, der noch viele andere - oft auch fragwürdige - Behandlungsweisen anbietet, ist meines Erachtens weniger geeignet. Heilpraktiker gibt es wie Sand am Meer, gute klassische Homoeopathen aber sind die Perlen, die man suchen muß. Da die Wahl des richtigen homoeopathischen Arzneimittels viel Wissen und Erfahrung erfordert, sollten Sie nicht versuchen, selbst herumzudoktern. Sie können damit den Erfolg einer späterer homoeopathischen Behandlung gefährden ! Weil die Wirkung eines homoeopathischen Arzneimittels bei jedem Menschen eine andere sein kann, verzichte ich hier auf die Nennung spezieller homoeopathischer Arzneimittel und deren Wirkungen, wie dies in manchen Büchern üblich ist.

Bevor Sie zum Homoeopathen gehen, schreiben Sie alle Beobachtungen Ihre Erkrankung betreffend auf. Jedes auch noch so kleine Detail bietet dem Homoeopathen wichtige Anhaltspunkte für die Therapie.

Traditionelle chinesische Medizin

Bei vielen chronischen Erkrankungen versagt unsere westliche Schul-medizin. Die traditionelle chinesische Medizin kann hier oftmals noch helfen. Die traditionelle chinesische Medizin beruht auf genauester Beobachtung und feinstem Gespür. Durch ausführliches Befragen des Patienten, Fühlen des Pulses und Betrachten der Zunge können erstaunlich exakte Diagnosen gestellt werden. Über Jahrtausende haben die Chinesen alleine durch Beobachtung und logisches Folgern ein detailliertes Wissen über unsere Körperfunktionen herausdestilliert, lange bevor diese Zusammenhänge durch die moderne Physiologie und Pathologie erforscht und meistens auch bestätigt worden sind. Was zunächst fremdartig anmutet, ist bei genauerer Betrachtung logisch und auch wissenschaftlich beweisbar. Die chinesische Medizin bekämpft nicht nur Symptome wie die westliche Medizin, sondern sie will den ganzen Organismus in Harmonie, in Gesundheit, bringen. Erreicht wird dies mit für uns oft sonderbar anmutenden Diäten, mit mannigfachen Heilkräuter-mischungen, mit Akupunktur, mit Atem- und Entspannungstechniken und mit Massage.

Akupunktur

Neben der Therapie mit Heilkräutern hat die Akupunktur einen wichtigen Stellenwert in der traditionellen chinesischen Medizin. In der Akupunktur geht man davon aus, dass die Körper-Energien in gewissen Leitbahnen, die aber keinerlei faßbare Anatomie wie zum Beispiel die Blutgefäße haben, durch den Körper fließen.

Ist eine Leitbahn, ein Meridian, blockiert, wird die Verteilung der Energien behindert. Das betreffende Organ oder der ganze Mensch erkrankt. Hier muß die Leitbahn geöffnet werden. In einem anderen Falle fließt zu wenig Energie in einer Leitbahn. Hier muß Energie zugeführt werden usw. Dies alles geschieht, indem man mit haarfeinen Nadeln gewisse Punkte entlang einer Leitbahn stimuliert oder beruhigt. Die Nadeln werden an diesen Punkten eingestochen, gedreht, auf und ab bewegt oder man brennt eine Moxa, eine Beifuß-Zigarre, über den Nadeln ab. Das Ziel der Behandlung ist die Wiederherstellung des harmonischen Flusses der Körper-Energien.

Ayurveda

In der indischen Naturmedizin Ayurveda ist Mundgeruch die Folge von zuviel Ama. Ama sind Stoffwechselreste, wir würden sie als Stoffwechsel-schlacken bezeichnen. Ama können Speisereste zwischen den Zähnen, große Nahrungsbrocken im Magen oder unverdaute Nahrung im Darm sein. Wird die Nahrung nicht richtig verdaut, verteilen sich diese Schlacken im ganzen Körper. Ein zuviel an Ama macht sich nach der ayurvedischen Lehre zuerst an einer belegten Zunge bemerkbar.

Die Ausscheidungsprodukte werden im Ayurveda unter den Wort Mala zusammengefaßt. Mala ist Urin, Stuhl, Schweiß, Speichel, Nasenschleim und sogar das Ohrenschmalz. Eine längere Anhäufung von Mala im Körper - Verstopfung, Harnstau - macht den Menschen krank, weil sich Giftstoffe im Körper sammeln. Die wichtigste Therapie dieser Zustände im Ayurveda ist die Darmreinigung mit Einläufen, ferner Trinkkuren (mit Wasser bzw. Tee), ölige Nasenspülungen oder eine Diät. Konkret empfiehlt das Ayurveda bei Mundgeruch

- einen Tee aus Schwarzkümmel, Kardamom und Gewürznelken
- das Kauen von Fenchelkörnern nach dem Essen
- einen Eßlöffel Beifuß-Saft nach der Hauptmahlzeit
  Beifuß fördert die Gallensaftproduktion und regt die Verdauung an

Reflexzonenmassage

Die Reflexzonenmassage geht wie die Akupunktur davon aus, dass Energie auf bestimmten Leitungsbahnen durch den Körper fließt. Im Unterschied zur Akupunktur liegen die Reflexpunkte bzw. die Zonen der Organe aber nur an den Füßen und an den Händen. Durch die Massage gewisser Punkte an den Füßen, den Fußreflexzonen, oder den Händen, den Handreflexzonen, lassen sich Störungen, Hindernisse, im Energiefluß, beseitigen. Sind gewisse Organe erkrankt, so sind die betreffenden Punkte bzw. Areale an Füßen oder Händen schmerzempfindlich.

Die Therapeuten der Reflexzonenmassage gehen sogar soweit, zu behaupten, dass sie Organstörungen schon vor dem Ausbruch einer Krankheit erkennen und behandeln können. Ich habe lange mit der Reflexzonenmassage experimentiert und bin zu dem Schluß gekommen: die Methode funktioniert !

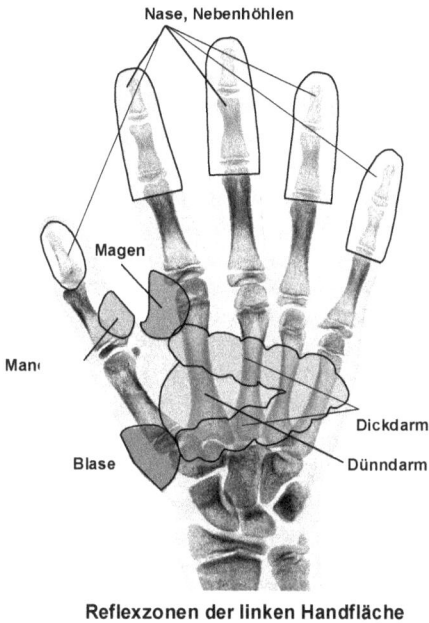

Nase, Nebenhöhlen

Magen

Man(

Dickdarm

Blase

Dünndarm

Reflexzonen der linken Handfläche

In der Reflexzonenmassage werden Areale an den Füßen bzw. Händen bestimmten Organen zugeordnet. Leider gibt es von Therapeut zu Therapeut gewisse Unterschiede bei der Zuordnung der einzelnen Organe, so dass die „Organkarten" auf den Füßen oder den Händen dem Anfänger lediglich als grobe Orientierung dienen können.

Am besten, man probiert es selbst aus. Hat man Probleme mit einem bestimmten Organ, sollte man die entsprechende Region und deren Umgebung gründlich nach Schmerz-punkten abtasten. Tut es an einer Stelle weh, soll dieser Punkt unter leichtem Druck - es sollte aber schon schmerzen - für zwei bis drei Minuten massiert werden.

Entweder mit dem Daumen in federnden oder kreisenden Bewegungen oder mit der Kante eines Radiergummis. Das gleiche wiederholt man am nächsten Tag, bis der Punkt nicht mehr schmerzt. Erfahrene Therapeuten sagen, die Massage der Fußreflexzonen hätte eine größere Wirkung als die Massage der Hände. Auch wäre die Massage durch andere effektiver als die Selbstmassage. Ich rate Ihnen, es einfach einmal auszuprobieren, zum Beispiel bei Kopfschmerzen oder bei Sodbrennen.
Wenn Sie sich für die Methode der Reflexzonenmassage interessieren, finden Sie im Literaturverzeichnis geeignete Bücher.

Orthomolekulare Medizin

Der Begriff orthomolekulare Medizin wurde von dem amerikanischen Biochemiker und Nobelpreisträger Linus Pauling geprägt. Die ortho-molekulare Medizin strebt an, durch die richtige Konzentration von Mikronährstoffen im Körper die Gesundheit zu erhalten und Krankheiten zu heilen. Unter Mikronährstoffen versteht man Mineralstoffe, Spurenelemente und Vitamine. Aber auch Aminosäuren und andere für die Funktion eines gesunden Körpers benötigte Substanzen gehören zu den Heilmitteln der orthomolekularen Medizin. Bei einem Mangel an Vitamin B muß Vitamin B zugeführt werden. Bei einem Zuviel an Kupfer, muß Kupfer, zum Beispiel mit Zink, ausgeleitet werden. Dabei berücksichtigt die orthomolekulare Medizin, dass sich alle diese Mikronährstoffe gegenseitig beeinflussen können. Krankheiten entstehen, wenn das Gleichgewicht dieser Mikronährstoffe verschoben wird. Die Verschiebung des Gleichgewichts der Mikronährstoffe in unserem Körper kann durch Fehler bei der Ernährung, durch chronischen Stress, durch Verdauungsstörungen und mannigfache andere Ursachen hervor-gerufen werden. Wir haben gesehen, dass Mundgeruch oft durch geschädigte Schleimhäute verursacht wird. Eine Analyse der Mikronährstoffe könnte einen Vitamin-A-Mangel oder einen Zinkmangel aufdecken. Hinter dem Symptom Zungenbrennen könnte sich ein Eisenmangel verbergen.

Darmreinigung oder Colon-Hydro-Therapie

Der Tod sitzt im Darm. Dies ist keine alte Binsenweisheit, sondern die moderne Immunforschung scheint diese Behauptung zu stützen. Viele chronische Erkrankungen haben ihre Ursache im Darm. Dazu gehören nicht nur die klassischen Darmerkrankungen Morbus Crohn und Colitis ulcerosa, sondern auch die Allergien, viele Hautkrankheiten und oft auch Mundgeruch. Der Darm (Dünndarm + Dickdarm) bildet mit circa 300-500 Quadratmeter die größte „Körperoberfläche". Alle Nahrung samt darin enthaltenen Giftstoffen gleitet an der Darmschleimhaut vorbei. In den Wänden des Dünndarmes liegen die sogenannten Peyerschen Plaques, Anhäufungen von Zellen der Immunabwehr. Verlieren die Darmschleim-häute ihre Abwehrfunktion oder werden sie durch Entzündungen durchlässig, droht eine allmähliche Vergiftung des Körpers und eine erhöhte Anfälligkeit für Infekte. Nur ein gesunder Darm kann verhindern, dass unphysiologische Stoffe und Giftstoffe in die Blutbahn gelangen und unseren Körper vergiften. Die Verfechter der Colon-Hydro-Therapie postulieren im Dickdarm liegende Reflexzonen, deren „Massagen" durch die vorbei gleitenden Nahrungsreste Fernwirkungen auf alle Organe und Körperzonen haben sollen.

Sind diese Reflexzonen durch Ablagerungen und Kotreste „verdreckt", erhalten die betreffenden Organen keine Rückmeldungen, Reflexe, mehr aus dem Darm, sie erkranken. Neuere wissenschaftliche Forschungen scheinen diese Theorie zu bestätigen. Vom Darm ziehen mannigfaltige Nervenbahnen zu anderen Organen und zum Gehirn. Schon spricht man vom Darmhirn, das andere Organe beeinflußt und steuert. Ein Ziel der Colon-Hydrotherapie ist es, diese Reflexzonen zu reinigen und von - viele Jahre alten ? - Kotresten und Schlacken zu befreien. Ein weiteres Ziel ist die Ausleitung von Giftstoffen und die Normalisierung einer gestörten Dickdarmflora. Was geschieht nun bei der Colon-Hydro-Therapie ?

Mediziner oder Medizinmänner fast aller Kulturen kennen und praktizieren den Einlauf. Zur Spülung des Darmes läßt man Wasser oder andere Flüssigkeiten durch den Anus in den Darm einlaufen. Die Colon-Hydro-Therapie benutzt dazu ein Spezialgerät. Das vorgewärmte Wasser wird im mehrfachen Wechsel durch einen ersten Schlauch eingeleitet und durch einen zweiten Schlauch abgelassen. Zur Anregung des Darmes wird die Temperatur des Wassers mal wärmer mal kühler gewählt. Außerdem wird das Wasser mit einem bestimmten Druck in den Darm „gepumpt". In einem Schauglas im Gerät kann der Patient die durch den zweiten Schlauch abgeleiteten Kotreste beobachten. Die Therapeuten der Colon-Hydro-Therapie geben die Zahl der notwendigen Behandlungen mit 20-50 an, je nach Schweregrad und Dauer der chronischen Erkrankung. Dabei kommt es nach der 10.-15. Behandlung oft zu einer Verschlimmerung der Erkrankung und zum Ausbruch vieler bis dahin schlummernder Erkrankungen. Die Erklärung dieser „Erst-Verschlimmerung": Aus einer unheilbaren chronischen Erkrankung muß erst eine akute Erkrankung werden, damit sie durch die folgende Therapie geheilt werden kann. Kritiker der Colon-Hydro-Therapie meinen, dass die natürliche Darmflora durch die Spülungen in Mitleidenschaft gezogen wird und dass mitunter auch die Darmschleimhaut, zum Beispiel durch chloriertes Leitungswasser, geschädigt werden kann.

Hausmittel gegen Mundgeruch

Mundgeruch hat die Menschen in allen Erdteilen und zu allen Zeiten belastet. Im Laufe der Jahrhunderte wurden unzählige Kräuter und andere, meist pflanzliche, Mittel ausprobiert, um dem lästigen „Geruch aus dem Munde" Herr zu werden. Die Wirkung der Mittel beruht einerseits auf der Zufuhr wichtiger Spurenelemente (z.B. Zink) und Vitamine, andererseits auf der Neutralisierung der üblen Gerüche durch besondere Wirkstoffe wie z.B. dem Chlorophyll. Hier nur eine kleine Auswahl mehr oder weniger wirksamer Hausmittel (alphabetisch).

Alfalfa

Unter ihren Anhängern wird die Futterpflanze Luzerne als „große Heilerin" gepriesen, da ihre Wurzeln so lang seien, dass sie viele Mineralstoffe und Spurenelemente tief aus dem Boden aufsaugen könnten. So enthält Alfalfa wertvolle Verdauungsenzyme und viele essentielle Aminosäuren. Es findet Verwendung bei Beschwerden in Magen-Darm-Trakt und soll Mundgeruch, der aus dem Magen oder aus dem Darm kommt, verhindern.

Allerdings enthält Alfalfa auch große Mengen an Vitamin K, was das Wachstum bestimmter anaerober und schädlicher Bakterien fördern kann !

Algen

Die Alge Spirulina ist eine unverzweigte, fadenförmige, blaugrüne Mikroalge. Spirulina ist reich an Vitaminen, Mineralien und Spurenelementen. Sie enthält viel pflanzliches Eiweiß mit allen essentiellen Aminosäuren. Spirulina ist besonders reich an Eisen, Vitamin B-12 und Betacarotin (Provitamin A). Daneben enthält diese Alge Kalzium, Magnesium, Zink, mehrfach ungesättigten Fettsäuren (z.B. die Gamma-Linolensäure), Chlorophyll, und den gesamten Vitamin-B-Komplex. Sehr reich an Chloro-phyll sind auch die Chlorella-Algen.

Bergamotte

Bergamotte-Öl wird aus den Fruchtschalen eines kleinen Zitrusbaumes gewonnen. Bergamotte-Öl ist wirksam gegen Infektionen des Mundes, der Atemwege und des Harntraktes. In Italien wird es auch gegen Würmer im Darm genommen.

Betel - Eine Spezialität aus Taiwan

In Taiwan kaut man gerne Betelpriem (wie bei uns den Kautabak). Das Priem wird aus frischen Betelnüssen und aus den Blättern oder Blüten der Betelpalme hergestellt. Das Ganze wird mit gelöschtem Kalk vermengt. Viele Taiwanesen sind überzeugt, dass beim Betelkauen Mundgeruch verschwindet. Man konnte nachweisen, dass durch Betelpriem die Flüchtigkeit von Methylmercaptan, einer sehr übelriechenen Schwefel-verbindung, deutlich gesenkt wird. Die Betelnuß enthält eine große Menge an bakterientötenden Phenolen, die ihre Wirkung aber offenbar nur in Gegenwart von Alkalien (Kalizumhydroxid, Magnesiumhydroxid oder Natriumhydroxid) entfalten.

Bierhefe - Heilende Pilze

In einer wissenschaftlichen Studie konnte durch Aufstreuen von Hefe-Zellen (Saccharomyces cerevisiae) auf die Zunge vor dem Schlafengehen nach sieben Tagen eine 80-prozentige Verminderung der flüchtigen Schwefelverbindungen und eine fast 90-prozentige Verminderung des Zungenbelags hervorgerufen werden.

Hefen sind Mikroorganismen mit einem unglaublich starken und schnellen Stoffwechsel. Sie vermehren sich so rasch, dass theoretisch an nur einem Tag aus einem Kilo Hefezellen 10.000 Kilo Hefezellen werden könnten, wenn man sie nur ließe, d.h. wenn genug Nahrung da wäre ! Eine Kuh kann an einem Tag maximal 1 Kilo Gewicht zulegen ! Wahrscheinlich konkurrieren die Hefezellen mit den Bakterien auf der Zunge um die Nährstoffe.

Chlorophyll

In grünen Blättern ist Chlorophyll, der Farbstoff des Blattgrüns, zuständig für die Photosynthese, die Umwandlung von Kohlendioxid und Wasser in Glucose und Sauerstoff mit Hilfe des Lichts. Die Molekülstruktur des Chlorophylls ist der Struktur unseres roten Blutfarbstoffes Häm sehr ähnlich. Der Unterschied: Im Häm-Molekül wird zentral ein Eisen-Atom festgehalten, im Chlorophyll-Molekül ist dies ein Magnesium-Atom. Chlorophyll hat eine starke desodorierende Wirkung, es ist also ein sehr guter „Geruchsfresser". Chlorophyll scheint den Stoffwechsel der Bakterien dahingehend zu verändern, dass diese keinen Schwefelwasserstoff mehr produzieren. Wichtig dabei ist, dass Chlorophyll nicht die Bakterien selbst vernichtet. Chlorophyll neutralisiert auch bereits vorhandenen Schwefel-wasserstoff. Die Wirkung hält also nur solange an, wie aktives Chlorophyll im Munde bzw. im Darm vorhanden ist ! Besonders wirksam ist das Chlorophyll-Molekül, wenn das zentrale Magnesium-Atom durch ein Kupfer-Atom ersetzt wurde (= Kupfer-Chlorophyll) Auch bei stinkenden Stickstoffverbindungen wie zum Beispiel dem Skatol wirkt Chlorophyll nachweisbar geruchsmindernd. Es wird deshalb manchmal bei Menschen mit einem künstlichen Darmausgang zur Geruchsminderung eingesetzt. Das in Tabletten gegen schlechten Atem enthaltene Chlorophyll bekämpft also nicht die Ursache von Mundgeruch, aber den Geruch selbst, diesen aber sehr wirksam.

Heilerde

Heilerde kann nicht nur Magensäure neutralisieren, sondern auch Bakteriengifte (= bakterielle Toxine) in Speiseröhre und Darm binden und als ungefährliche Fracht über den Darm abtransportieren.

Honig heilt

Honig hat heilungsfördernde Eigenschaften bei Haut- und Schleimhautwunden und Entzündungen. Brandwunden heilen schneller, wenn man sie mit (Imker)Honig bestreicht als unter der Behandlung mit den üblichen schulmedizinischen Methoden. Hautwunden, auf die Honig aufgetragen wird, zeigen keinerlei Infektionen. Dazu gibt es wissenschaftliche Studien ! Offensichtlich scheint Honig das Bakterienwachstum zu hemmen. Ich empfehle Honig besonders bei Entzündungen der Speiseröhre. Honig ist übrigens auch ein sehr gutes Mittel, um den lästigen Heuschnupfen loszuwerden oder zumindest zu mildern (eigene Erfahrungen). Dazu sollte man nur Honig aus der Gegend, in der man lebt, anwenden.

(Anmerkung: mit Honig meine ich nur die von einem heimischen Imker geschleuderten Bienenerzeugnisse, keinesfalls „Honig" aus dem Supermarktregal.

Die Joghurt-Kur

Probiotischer Joghurt enthält lebende Bakterien in Massen. Die im probiotischen Joghurt enthaltenen Bakterien sind meistens Milchsäurebakterien (= Lactobacillus) und auch Bifidobakterien. Beide Keimgattungen sind normale Bewohner des Darmes (übrigens auch der Scheide!) und sorgen für ein gesundes „Klima" im Darm. Werden diese Bakterien zum Beispiel durch Antibiotika oder durch falsche Ernährung dezimiert, können sich andere Keime verstärkt vermehren und im Darm festsetzen. Neben pathogenen Keimen, können sich dann auch normale Darmbewohner wie die sehr stoffwechselaktiven, eiweißzersetzenden Clostridien, sehr stark vermehren und das Darmmilieu nachhaltig verändern. Durch die Zersetzung von Eiweißen schaffen die Clostridien ein alkalisches, ein für die meisten „schlechten" Bakterien angenehmes Klima im Darm. Bekämpfen kann man diese Keime vor allem mit Keimen, die Säuren bilden, also den Laktobazillen. Säuren im allgemeinen und Milchsäure im Speziellen hemmen das Bakterienwachstum nicht nur im Darm, sondern auch auf der Haut, im Mund und in der weiblichen Scheide.

Myrrhe

Myrrhe ist ein gummiartiges Harz, das von den Ästen der dornigen Commiphora-Büsche ausgeschwitzt wird. Myrrhe-Büsche kommen in Arabien und Äthiopien vor. Myrrhe wirkt stark antiseptisch. Um die bakterielle Fäulnis zu verhindern, mumifizierten die alten Ägypter ihre Toten mit Myrrhe. Bei Mundgeruch, der durch Zahnfleisch-entzündungen verursacht wird, oder bei Aphten etwas Myrrhetinktur mit dem Finger ins Zahnfleisch einreiben. Bei Mandel- und/oder Rachenentzündungen dreimal täglich Myrrhetinktur mit warmem Wasser verdünnen und gurgeln.

Sauerkraut

Sauerkraut entsteht bei der Vergärung von Weißkohl. Sebastian Kneipp, nannte das Sauerkraut, den „Besen für Magen und Darm". Alle Kohlsorten sind sehr reich an Vitaminen und sekundären Pflanzenstoffen, den Bioflavonoiden. Der Vitamingehalt erhöht sich bei der Gärung sogar noch! Bei der Milchsäuregärung des Weißkohls bleiben die Nährstoffe weitgehend erhalten. Die Kohlenhydrate des Weißkohls werden von Milchsäurebakterien zu Milch- und Essigsäure abgebaut.

Diese Säuren und die lebenden Milchsäurebakterien wirken sich positiv auf die Darmflora aus. Sie hemmen das Wachstum pathogener Keime und können diese Keime sogar von ihren Plätzen auf der Darmschleimhaut verdrängen. Sauerkraut sollte am besten roh und in kleinen Portionen gegessen werden.

Tee

Grüner und schwarzer Tee hemmen das Enzym Amylase des Speichels. Regelmäßiger Teegenuß soll Mundgeruch verhindern können. Doch Vorsicht: Die Gerbsäuren hemmen zwar das Bakterienwachstum, aber Gerbsäuren schädigen auch die Schleimhäute der Speiseröhre.

Teebaumöl

Australisches Teebaumöl ist eine Wunderwaffe gegen Zahnfleisch-entzündungen. Dazu wird es unverdünnt mit einem Wattestäbchen oder mit den Fingern in den Zahnfleischsaum einmassiert. Teebaumöl ist außerdem ein hervorragendes Mittel gegen Candida-Hefepilze, die sich gerne auf entzündeten Schleimhäuten ansiedeln oder im Darm einnisten. Auch die flächenhaften Rötungen unter Prothesen sind oft die Folge einer Candida-Besiedelung.

Tomatensaft

In Teilen der USA verwendet man Tomatensaft, um Geruchsspuren von Stinktieren in der Wäsche zu neutralisieren. Die Stoffe, den Stinktiere mit ihren Drüsen versprühen, ähneln denen bei Mundgeruch, es sind flüchtige Schwefelverbindungen. Deshalb können die Inhaltsstoffe der Tomate, Alpha-Ionon bzw. Beta-Ionon, auch Mundgeruch neutralisieren.

Kräuter gegen Mundgeruch

Die Wirkung vieler Kräuter gegen Mundgeruch liegt in der antibakteriellen Wirkung ihrer flüchtigen ätherischen Verbindungen. Die Wirkungen wurden wissenschaftlich vielfach in vitro, d.h. an Bakterien im Reagenzglas bzw. in der Petrischale, bestätigt. Was auf Bakterienkulturen im Labor wirkt, wirkt auch auf Bakterien im menschlichen Organismus. Ein Vorteil der ätherischen Öle - die flüchtigen Verbindungen gelangen auch dahin, wo die Chemie der Mundwässer oft nicht hinkommt. Flüchtige Stoffe können in luftgefüllte Hohlräume (z.B. in die Nasennebenhöhlen) eindringen. Vor allem wirken die Gewürzkräuter aber auf die Darmflora und stärken die Verdauung.

Anis (Pimpinella anisum)

Eine uralte Weisheit: "Anis macht den Atem süß". Daneben löst Anis Krämpfe der glatten Muskulatur von Magen und Darm und fördert so die Verdauung. Wer Probleme mit der Verdauung hat, sollte morgens einige Aniskörner kauen. Ob die alkoholischen Auszüge des Anis, Anisette in Frankreich, Ouzo in Griechenland, Raki in der Türkei oder der Aguardiente in den Ländern Lateinamerikas die gleiche Wirkung haben ? Für die Wirkung gegen Mundgeruch ist der hohe Gehalt an Anethol verantwortlich.

Basilikum (Ocimum basilicum)

Die ätherischen Öle des Basilikum (Campher, Limonene, Myrcene und Thymol) haben eine antibakterielle Wirkung gegen einige Darmbakterien (u.a. E.coli, Salmonellen, Proteus). Außerdem bremsen sie das Wachstum des bereits gegen viele Antibiotika resistenten Staphylokokkus aureus. In vielen Ländern der Welt wird Basilikum nicht nur gegen Mundgeruch, sondern gegen eine Vielzahl von Erkrankungen eingesetzt.

Beifuß (Artemisia vulgaris)

Beifuß hemmt die Fäulnis im Darm und reinigt den Darm. Beifuß hilft auch bei Magenbeschwerden. Außerdem regt Beifuß die Gallensaftproduktion an und fördert so die Verdauung von Fett. Beifuß hilft vor allem gegen Mundgeruch, dessen Ursache ein schlechte Verdauung ist (stark stinkender Stuhl). Frische Kräuter mit dem Mörser zerstoßen und zwei Eßlöffel des Saftes nach dem Mittagessen trinken oder aber als Tee vor den Mahlzeiten trinken.

Cardamom (Elettaria cardamomum)

Cardamom ist mit dem Ingwer verwandt. Cardamom eignet sich ebenfalls zur Behandlung von Verdauungsstörungen und Durchfällen.

Dill (Anethum graveolens)

Dill war schon immer ein Magen- und Darmmittel. Er hilft bei Blähungen und bei Koliken. Dill beruhigt den Darm.

Gelber Enzian (Gentiana lutea)

Bei Störungen der Verdauung und Appetitlosigkeit. Enzianwein hilft bei zuwenig Magensäure.

Fenchel (Foeniculum vulgare)

Fenchel fördert die Verdauung, lindert Blähungen und "bindet" wie das Chlorophyll Mundgeruch. Nach Hildegard von Bingen mindern Fenchelsamen auf leeren Magen gegessen Verschleimungen, machen die Augen klar und nehmen den Mundgeruch. Da Fenchel nach ihren Angaben auch fröhlich machen soll, essen Sie also ruhig ab und zu vor den Mahlzeiten ein paar Fenchelsamen.

(Gewürz)Nelken (Syzygium aromaticum)

Gewürznelken enthalten einen hohen Gehalt an Nelkenöl, Eugenol. Eugenol wirkt stark desinfizierend. In der Zahnarztpraxis wird Eugenol noch heute zur Desinfektion verwendet. Da Eugenol auch schmerzlindernd ist, wurden früher bei Zahnschmerzen ganze Gewürznelken in die Karieslöcher gedrückt.

Ingwer (Zingiber officinale)

Ingwer fördert die Absonderung von Verdauungssäften. Es wirkt Blähungen entgegen. Ingwertinktur eignet sich auch zur Behandlung von Magen-geschwüren. In der traditionellen chinesischen Medizin ist Ingwer eines der wichtigsten Heilkräuter. Seine wärmende Wirkung wirkt der Verschleimung entgegen und öffnet die Poren. Durch vermehrte Schweißbildung fördert Ingwer die Entgiftung des Organismus.

Knoblauch (Allium sativum)

Knoblauch ist ein natürliches Antibiotikum. Es kann zur Bekämpfung von Magen-Darm-Bakterien und Pilzen eingesetzt werden. Auch Helicobacter pylori soll man damit in den Griff bekommen.

Kümmel (Carum carvi)

Kümmel regt die Bildung von Magensaft an. Es kann bei einer chronisch atrophischen Gastritis mit verminderter Säureproduktion von Nutzen sein. Vor dem Essen einige Kümmelkörner zerkauen.

Lavendel (Lavendula angustifolia)

Das ätherische Öl des Lavendels eignet sich zur Behandlung von Lungen-, Kehlkopf- und Nebenhöhleninfektionen. Bei psychisch angespannten, nervösen oder depressiven Menschen kann Lavendel die Stimmung aufhellen und somit Stress entgegenwirken.

Pfefferminze (Mentha piperita)

Pfefferminze hilft bei Reizdarm-Syndrom. Das ätherische Öl der Pfefferminze ist schleimlösend bei Nebenhöhlenvereiterung und Bronchitis. Bei empfindlichem Magen oder Sodbrennen sollte man Pfefferminztee meiden, da er den unteren Speiseröhrenschließmuskel schädigen kann.

Petersilie (Petroselinum crispum)

Der Wirkstoff Apiol regt die Speicheldrüsen an und nimmt zusammen mit dem Chlorophyll der frischen Petersilie den Mundgeruch. Daneben ist Petersilie reich an den Vitaminen A und C. Essen Sie über den Tag verteilt alle paar Stunden einige Petersilienblätter.
Vorsicht: Petersilie in richtig großen Mengen ist giftig!

Piment (Pimenta dioica)

Dass in südlichen warmen Gefilden die Speisen immer gut "scharf" zubereitet werden, hat seinen Grund. Die ätherischen Öle der Gewürze können Bakterien und Parasiten, die mit der Nahrung aufgenommen werden, abtöten. Aus diesem Grund bekommen in den Tropen wohl nur wir Europäer Durchfall. Weil wir die Speisen meistens "nicht scharf" bestellen. Pfeffer enthält Pinene und Limonene in hoher Konzentration, beides stark antibakterielle ätherische Öle. Piment enthält das noch stärkere Desinfiziens Eugenol, Nelkenöl.

Rosmarin gegen Helicobacter pylori

Nach wissenschaftlichen Untersuchungen verhindert Rosmarin die Bildung des Enzyms Urease. Rosmarin wirkt so nicht nur der Bildung von Nierensteinen entgegen, sondern wahrscheinlich auch dem Magenbakterium Helicobacter pylori. Helicobacter pylori kann nur mit diesem Enzym Urease im sauren Magenmilieu überleben.

Und zwar so: Bei der enzymatischen Umwandlung von Harnstoff entsteht ein basisches Molekül, Ammoniak. Mit Ammoniak kann die Magensäure in der Umgebung des Bakteriums neutralisiert werden. Fehlt dem Bakterium der basische Schutzmantel, wird die Umgebung zu sauer, kann sich das Bakterium nicht mehr vermehren oder es stirbt ab.

Salbei (Salvia officinalis)

Salbeitee ist, warm gegurgelt, ein hervorragendes Mittel bei Mandel- und Halsentzündungen.

Thymian (Thymus vulgaris

Thymol, der Inhaltsstoff des Thymians, ist Bestandteil von Gurgellösungen und Hustentropfen. Thymian wirkt stark antibakteriell.

Wacholderbeeren (Juniperus communis)

Bei der Wacholderbeerenkur gegen Mundgeruch soll man vor jeder Mahlzeit Wacholderbeeren kauen und schlucken. Man beginnt mit drei Beeren pro Mahlzeit*. Am nächsten Tag nimmt man vier Beeren pro Mahlzeit, am übernächsten Tag nimmt man fünf Beeren pro Mahlzeit. Die Ration von fünf Beeren pro Mahlzeit nimmt man dann zehn Tage lang. Danach reduziert man die „Dosis" in fünf Tagen wieder auf Null (* bei drei Mahlzeiten am Tag). Risiken: Bei Nierenerkrankungen vorher Arzt fragen !

Diese obige Liste erhebt keinen Anspruch auf Vollständigkeit !

Zusammenfassung

Die Voraussetzungen für die Entstehung von Mundgeruch sind...

* **Bakterielle Schlupfwinkel und Nischen**
  Beispiele: Zahnfleischtaschen, Mandelkrypten, Divertikel usw.
* **Entzündete Schleimhäute**
  Beispiele: Sinusitis, Pharyngitis, Oesophagitis usw.
* **Durchlässige Schleimhäute**
  Beispiele: Gastritis, leaky gut syndrome usw.
* **Übelriechende Stoffwechselprodukte der Organe**
  Beispiele: Diabetes, Urämie, Hepatitis usw.

* die Stoffwechselprodukte können durch Organerkrankungen, durch Giftstoffe oder durch ererbte Enzymdefekte entstehen.

Üblen Geruch assoziieren wir mit Fäulnis und Gärung. Beides sind bakterielle Stoffwechselvorgänge. Fäulnis und Gärung laufen nur in einer anaeroben Umgebung, einem Milieu frei von Sauerstoff ab. Tiefe Zahnfleischtaschen, Mandelkrypten oder Ausstülpungen der Schleimhaut, Divertikel, bieten solche anaeroben Lebensbedingungen. Andere Keime, fast alle Keime, bevorzugen Blut als Nährstoff. Diese Nahrung finden sie auf entzündeten Schleimhäuten. Ähnlich einer frischen Schürfwunde, so sickern auch ständig Blutbestandtteile, rote Blutkörperchen und Eiweiße, auf entzündete Schleimhäute. Beim Abbau von Eiweißen entstehen Amino-säuren. Einige von ihnen enthalten Schwefel, ein Grundstoff für stinkende Stoffwechselprodukte. Aus anderen Aminosäuren machen Bakterien übelriechende Amine und Indol.

Eine weitere Eigenschaft entzündeter Schleimhäute ist ihre erhöhte Durch-lässigkeit auch für größere Moleküle. Dabei ist die Durchlässigkeit meistens in beiden Richtungen erhöht. Aus der Blutbahn auf die Schleim-haut und umgekehrt, von der Schleimhaut in die Blutbahn. Moleküle aus dem Darm oder Magen, die nicht in der Leber abgefangen und dort in harmlose Produkte „umgewandelt" werden, gelangen in den großen Blutkreislauf. Der Körper nutzt alle Wege, sie loszuwerden. Flüchtige Stoffe werden über die Lungen abgeatmet. Das gleiche gilt für Stoffwechsel-produkte, die bei bestimmten Organerkrankungen entstehen. Beim Diabetes, bei Erkrankungen der Nieren oder der Leber.

Die Behandlung von Mundgeruch und Halitosis muß folgende Wege gehen:
Bakterielle Nischen und Schlupfwinkel müssen aufgespürt und beseitigt werden. Ursachen für Schleimhautschädigungen müssen eruiert, bereits geschädigte Schleimhäute müssen saniert werden.

Durch Spülungen der Schleimhäute wird deren bakterielle Besiedlung reduziert. Eine vitamin-reiche Ernährung und die Zufuhr wichtiger Mineralstoffe und Spuren-elemente trägt zur Regeneration der Schleimhäute bei. Auf gesunden Schleimhäuten siedeln sich nur selten pathogene Keime an. In Mund, Nase, Speiseröhre, Magen und Darm sind gesunde Schleimhäute die beste Vorbeugung gegen Mundgeruch!
Bei organischen Ursachen des Mundgeruches, die nicht bakteriell bedingt sind, hilft oft nur eine medikamentöse Behandlung.

Stoffwechselprodukte oder Körpergifte werden vom Körper über folgende Organe ausgeschieden. Versagt ein Organ oder ein Auscheidungsweg, wird der „Stoffwechselmüll", auf einem alternativen Pfad „entsorgt".

- **Darm** → **Kot und Galle**
- **Nieren** → **Urin**
- **Haut** → **Schweiß**
- **Schleimhäute** → **Schleim**
- **Speicheldrüsen** → **Mundspeichel**
- **Lungen** → **Atem**
- **Körperfett** → **Zwischenlager**
- **Haare** → **Endlager**

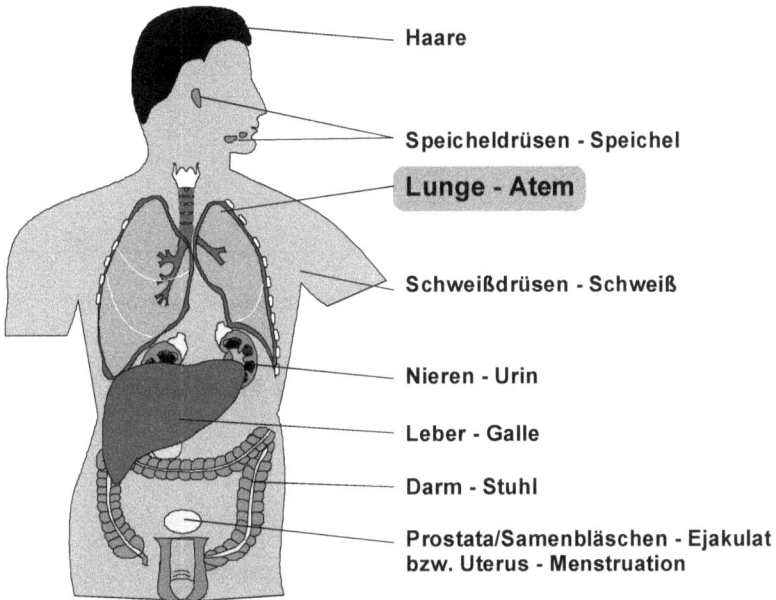

Haare

Speicheldrüsen - Speichel

Lunge - Atem

Schweißdrüsen - Schweiß

Nieren - Urin

Leber - Galle

Darm - Stuhl

Prostata/Samenbläschen - Ejakulat bzw. Uterus - Menstruation

Entgiftungsmöglichkeiten des Körpers

Mundgeruch-Fragebogen

Der Mundgeruch-Fragebogen soll Ihnen Zusammenhänge zwischen organischen Fehlfunktionen bzw. Erkrankungen und Mundgeruch aufzeigen, an die Sie bisher vielleicht noch gar nicht gedacht haben. Füllen Sie zuerst den Fragebogen gewissenhaft aus. Liegen pathologische Befunde vor, dann lesen Sie die entsprechenden Kapitel.

● normale Befunde möglich	☐ Zusammenhänge mit Mundgeruch
→ *mögliche Ursachen*	

Mundgeruch allgemein

Seit wann haben Sie Mundgeruch ?

☐ seit meiner Kindheit	☐ seit der Pubertät
☐ seit Jahren	☐ seit Monaten
seit (Operation; Urlaub, Scheidung etc.)	

→ *angeborene Disposition für Mundgeruch ?*
→ *Neubildung anatomischer Strukturen (z.B. Nasennebenhöhlen in der Pubertät) ?*
→ *hormonelle Ursachen (Testosteron, Menstruationsbeginn) ?*

Haben auch andere Mitglieder Ihrer Familie Mundgeruch ?

● nein
☐ ja   wer ?

→ *angeborene Disposition für Mundgeruch ?*
→ *ererbte anatomische Strukturen (z.B. verbogene Nasenscheidewand)*
→ *Ansteckung mit Bakterien, Parasiten ?*

Wann ist Ihr Mundgeruch schlimmer ?

Tageszeitliche Unterschiede		
☐ morgens	☐ abends	☐ nachts
Ernährungsbedingte Unterschiede (s. Ernährung)		
☐ nüchtern	☐ nach dem Essen	☐ nach Alkohol
☐ nach Süßigkeiten	☐ nach fettem Essen	☐ nach eiweiß- reicher Nahrung

Bei Erkrankungen		
☐ bei Husten	☐ bei Schnupfen	☐ bei Heuschnupfen

Psychische Ursachen (s. Psyche)		
☐ bei Kummer/Sorgen ☐ bei Stress	☐ bei Zorn/Wut	☐ bei/nach Ärger

Hormonelle Ursachen (s. Hormone)	
☐ vor der Menstruation	☐ während der Menstruation
☐ nach dem Verkehr	☐ nach Masturbation

Sonstige Ursachen
☐ nach Sport/Anstrengung

Wann haben Sie keinen Mundgeruch ?

☐ vor dem Essen	☐ wenn ich zufrieden bin	☐ im Urlaub
Sonstiges		

→ *ernährungsbedingter bzw. Stressbedingter Mundgeruch ?*

Vorerkrankungen + Medikamente

Welche Erkrankungen / Operationen hatten Sie in den letzten Jahren ?

Mund / Nase / Nasennebenhöhlen / Magen / Darm / Harnwege
Narkosen

→ *Veränderung von anatomischen Strukturen durch Operationen?*
Schleimhautschädigungen (z.B. durch Magenspiegelung), Fisteln (z.B. vom Darm zum Magen)

Wurden Sie in den letzten Jahren mit Röntgenstrahlen bestrahlt ?

• nein	
☐ ja einmal	was wurde bestrahlt ?
☐ ja, mehrmals	was wurde bestrahlt ?

→ *Schleimhautschädigungen der betreffenden Gebiete bzw. Organe ?*

Haben Sie in den letzten Jahren eine Chemotherapie bekommen?

• nein	□ ja
warum ?	

→ *Schleimhautschädigungen aller Organe ?*

Haben Sie in den letzten Jahren Antibiotika eingenommen ?

• nein, nie	
□ ja, einmal welches ?	für wie lange ?
□ ja, öfter welche ?	für wie lange ?

→ *Veränderungen der Mikroflora von Nase, Rachen, Mund u. Darm; Überwucherung von Pilzen ?*

Welche Medikamente nehmen Sie ein ?

→ *Nebenwirkungen s. Beipackzettel: trockener Mund, Magen-Darm-Störungen, Schwächung der Immunabwehr u.v.m*

Nehmen Sie zur Zeit Vitamine, Spurenelemente ein ? Welche ?

→ *Vitaminmangel durch gegenseitige Beeinflussung der Aufnahme bzw. der Ausscheidung ?*

Mundhöhle

Wie oft putzen Sie Ihre Zähne ?

● mehrmals täglich	● nach jeder Mahlzeit	● einmal
täglich		
☐ nicht jeden Tag	☐ selten	

→ *Zahnfleischentzündungen durch mangelhafte Mundhygiene ?*

Wie oft wechseln Sie Ihre Zahnbürste ?

● jeden Monat	● alle zwei Monate	☐ weniger oft

→ *Zahnfleischentzündungen durch keimhaltige verschlissene Zahnbürste ?*

Benutzen Sie Mundwasser ?

● fast nie	☐ einmal täglich	☐ nach jedem
		Zähneputzen
welches Produkt ?		

→ *Überwuchern pathogener Keime im Mund-Rachen-Raum durch übermäßige Mundwasserbenutzung ?*

Benutzen Sie Zahnseide, Zahnzwischenraumbürstchen, Superfloss ?

● Zahnseide	● Superfloss ●
Zahnzwischenraumbürstchen	
☐ Zahnstocher	☐ keines von allen
sonstige Hilfsmittel	

→ *Zahnfleischentzündungen durch mangelhafte Mundhygiene ?*

Kleben nach dem "Fädeln" Beläge an der Zahnseide ?

● nie	● ab und zu	☐ oft
● bei Backenzähnen	☐ bei Schneidezähnen	

→ *Ursache möglicher Entzündungen des Zahnfleisches ?*

Riecht die Zahnseide nach dem "Fädeln" an den hinteren Backenzähnen unangenehm ?

● nie	● manchmal	☐ fast immer

→ *anaerobe Keime in Zahnfleischtaschen (oft auch Mundgeruch !) ?*

Riecht die Zahnseide nach dem "Fädeln" an den vorderen Zähnen unangenehm ?

● nie	☐ manchmal	☐ fast immer

→ *anaerobe Keime in Zahnfleischtaschen (immer auch Mundgeruch !) ?*

Bleibt die Zahnseide beim "Fädeln" an Füllungen oder Goldkronen hängen oder zerfasert sie ?

● nie	☐ manchmal	☐ oft

→ *Fäulnis durch steckengebliebene Nahrung ?*

Haben Sie oft Zahnkaries, muß Ihr Zahnarzt oft bohren ?

● keine Karies Löcher	● selten	● kleinere
☐ häufig	☐ größere Löcher	☐ weiß nicht

→ *anaerobe Keime in großen KariesIöchern (selten auch Mundgeruch) ?*

Bleiben beim Essen Nahrungsbestandteile in den Zähnen stecken ?

● nein	☐ ja, manchmal	☐ ja, immer

→ *Ursache möglicher Entzündungen des Zahnfleisches ?*

Haben Sie Zahnfüllungen, Zahnersatz ?

☐ schwarze Amalgam-Füllungen (→ *schlechte Politur* → *schlechte Verarbeitung*)
☐ Amalgam neben Gold (→ *sollte man nicht machen* → *Lokalelement*)
☐ verfärbte Kunststoff-Füllungen (→ *schlechte Verarbeitung*)
☐ Goldkronen und Brücken unterschiedlicher Farben (→ *verschiedene Metalle*)

☐ Teilprothese (→ *oft Schmutzfänger*)   ☐
Vollprothese

→ *Änderung der Mikroflora durch elektrostatische Spannung im Mund (Lokalelement)*
→ *alte Kunststofffüllungen mit überstehenden Rändern führen zu Zahnfleischentzündungen*
→ *Allergie gegen Kunststofffüllungen*
→ *Änderung der Mikroflora unter Kunststoffprothese (oft Pilze)*

Welche Farbe hat Ihr Zahnfleisch am Zahnrand ?

● hellrot	☐ dunkelrot	☐ bläulich
sonstige Farbe		

→ *gesundes Zahnfleisch ist am Zahn hellrosa mit Tüpfelchen (wie bei einer Orangenschale)*

169

Blutet Ihr Zahnfleisch ?

● nie	☐ ab und zu	☐ oft
☐ schon beim Essen	☐ beim Zähneputzen	☐ auch spontan

→ *Zahnfleischbluten bei Zahnfleisch- und Zahnfleischtaschenentzündungen*

Haben Sie Veränderungen in Ihrem Mund beobachtet ?

☐ Flecken	☐ Bläschen	☐ Geschwüre
☐ einzelne zusammen	☐ mehrere	☐ fließen
☐ tun weh	☐ bluten	☐ brennen

→ *Wundsein/Brennen bei Schleimhautentzündungen u.a. bei Vitaminmangel*
→ *schmerzhafte Geschwüre bei Aphten (oft Mundgeschmack und Mundergeruch)*
→ *Mundbrennen auch bei Eisenmangel*

Zahnprothesenträger

Wie und wie oft reinigen Sie Ihre 3. Zähne ?

● nach jedem Essen	● über Nacht
☐ nur abends	☐ selten
● mit der Zahnbürste	● im Prothesenreinigungsbad

→ *Prothesen sollten über Nacht in ein Reinigungsbad gelegt werden*

Test: Legen Sie Prothese einige Minuten in Plastikbeutel und riechen dann in den Beutel...

Wie riecht die Luft im Plastikbeutel ?

● nach nichts	● ein bischen muffig	☐ übler Geruch

→ *Keime an Prothesenkunststoff*

Zunge

Leiden Sie an Zungenbrennen ?

● nein	☐ manchmal	☐ oft

→ *Zungenbrennen kann auf einen Vitamin- bzw. Eisenmangel hinweisen (bes. bei Frauen)*

Welche Farbe hat Ihre Zunge ?
Hinweise auf mögliche Erkrankungen gibt die chinesische Zungendiagnostik (= Zeichen für)

● hellrot	☐ blaß (=je blasser, desto ernster)	☐ tiefrot
☐ dunkelrot (= Hitze) Rohkost)	☐ purpur	☐ blau (= Kälte, auch bei

→ *eine normale Zunge ist hellrot und feucht mit dünnem weißlichen Belag*

Haben Sie dicken Zungenbelag ?

● selten	● manchmal	☐ oft
☐ nach dem Essen	☐ vor dem Essen	☐ beim Fasten

● nach Alkohol Milch/Joghurt	☐ nach Süßem	☐ nach

→ *ein dünner weißlicher Zungenbelag ist physiologisch*
→ *ein pappiger Zungenbelag nach Alkohol gilt als normal*

Art und Farbe des Zungenbelages ?
Anhaltspunkte für die mögliche Ursache des Belages gibt die chinesische Zungendiagnostik

Farbe		
● weißlich (= normal)	☐ gelblich (= Hitze in Organen)	☐ grau (= Kälte)
☐ schwarz (= ernste Erkrankung)		

Dicke		
● dünn (= normal)	☐ dick (= je dicker, desto ernster)	☐ gar kein
Belag ernste Erkrankung)		(=

Haftung		
● nicht abwischbar aufliegend	☐ leicht abwischbar	☐ lose

Beschaffenheit		
● feucht		
☐ schlüpfrig (= viel Schleim)	☐ sehr naß (= Feuchtigkeit, Stau)	
☐ trocken (= Hitze)	☐ klebrig	☐ rissig, rauh (= Hitze)

Lokalisation (im Spiegel betrachten)		
☐ Zungenspitze (= Herz / Lungen)	☐ Zungenmitte (= Magen / Mllz)	☐ Zungengrund (= Darm, Nieren)
☐ seitlich rechts (= Gallenblase)	☐ seitlich links (= Leber)	☐ nur Ränder

Reiben Sie mit einem Wattestäbchen über den hinteren Zungenrücken !
Wie riecht das Wattestäbchen, nachdem es 20 Sekunden getrocknet ist ?

● nach gar nichts	● etwas muffig	☐ übelriechend
es riecht wie		

→ so wie das Wattestäbchen riecht, so riecht meist auch der Atem !

Reinigen Sie Ihre Zunge ?

● täglich	☐ manchmal	☐ nie
● mit meiner Zahnbürste	● mit Zungenschaber	
mit sonstigem Hilfsmittel		

→ Zungenreinigung zur Belagsreduzierung und zur Unterstützung der Immunabwehr

Mundgeschmack

Haben Sie öfter einen seltsamen Geschmack im Mund ?

● eigentlich nicht	● manchmal	☐ oft

→ *Achtung: Mundgeschmack ist nicht gleichbedeutend mit Mundgeruch !*

Der Geschmack im Mund ist...

☐ sauer (Reflux von Magensäure) (Nase/Rachen)	☐ bitter (Gallenreflux)	☐ süßlich
☐ salzig (alte Blutungen) Blutungen)	☐ käsig (Tonsillolithen)	☐ blutig (frische
☐ eitrig (u.a.Zahnfleischtaschen) (Zahnfleischtaschen, Mandeln)	☐ faecal (Verstopfung, Darmfistel)	☐ faulig
☐ ranzig (Fettsäuren aus Lunge) (Harnwegee,Trimethylaminurie)	☐ metallisch (Amalgam neben Gold)	☐ fischig

Geschmack im Mund besonders ...

● morgens	☐ nachmittags	☐ nachts
☐ vor dem Essen	☐ nach dem Essen	☐ nach Fettem
● nach Alkohol	● nach Bier	● nach Kaffee
☐ nach Süßem Gewürztem	☐ nach Fleisch/Fisch	☐ nach stark
☐ bei Husten Rauchen	☐ bei Schnupfen	☐ nach dem
☐ nach Ärger/Stress	☐ bei Kummer	☐ nach dem Coitus

→ kann Aufschluß über Quelle des Mundgeruchs und die Bakterienart(en) geben, die den Mundgeruch hervorrufen. Wichtig: **Mundgeruch-Tagebuch** führen !

Haben Sie einen trockenen Mund ?

● nein	☐ manchmal	☐ immer
● beim Sprechen tagsüber	● morgens b. Aufwachen ☐ auch	
● bei Aufregung	● bei körperlicher Anstrengung	

→ trockener Mund beim Sprechen u. Aufregung ist normal (bei Mundatmung auch morgens)
→ trockene Schleimhäute riechen stärker als feuchte Schleimhäute (s.u.)
→ Speicheldrüsenunterfunktion, Speichelsteine

174

Rachen

Wie sehen Ihre Mandeln aus ?

● keine Mandeln mehr sichtbar	● rosarot	● kaum
☐ groß und zerklüftet	☐ weiß-gelb gepunktet	☐ düsterrot

→ *Achtung: auch gesund aussehende Mandeln können Mundgeruch machen !*

Wie ist die Farbe Ihres Rachens ?

● hellrot	☐ marmoriert dunkelrot	☐ dunkelrot
☐ mit hellroten, geleeartigen, erhabene Flecken		

→ *dunkelroter Rachen bei chronischer Schleimhautentzündung (auch der Nase)*
→ *hellrote, geleeartige, erhabene Flecken an der Rachenhinterwand lassen auf eine chronische Entzündung schließen (= Anhäufung von Lymphzellen → Abwehrzellen)*

Läuft Ihnen Nasen-Sekret den Rachen hinunter ?

● nein	● manchmal	☐ ja, oft

→ *Nasensekret tropft auf Zungenrücken (= Nahrung für Bakterien) → „Postnasal drip".*

Wie sieht das Rachensekret aus ?

● glasig, transparent		
☐ weißlich/schaumig	☐ wie weißer Holzleim	☐ grünlich, zäh
☐ bräunlich, zäh	es sieht aus wie	

→ *weißliches, zähes Nasensekret bei chronischer Nasenschleimhautentzündung*
→ *grünliches Nasensekret bei Eiterungen in Nase/Nasennebenhöhlen*
→ *bräunliches Sekret bei Mikro-Blutungen im Nasenrachenraum*

Wie schmeckt das hochgeräusperte Rachensekret ?

● nach nichts	☐ fade	☐ ekelig

☐ bitter	☐ sauer	☐ süßlich

es schmeckt wie

→ *ekeliges o. süßliches Rachensekret bei Entzündungen in Nase/Nasennebenhöhlen/Mandeln*

Nase und Nasennebenhöhlen

Haben Sie Allergien ?

☐ Heuschnupfen	☐ Hausstaub	☐ Tierhaare
☐ Medikamente	welche	

→ *Allergien führen oft zu chronischen Entzündungen der Schleimhäute und „postnasal drip".*

Wie ist Ihr Nasensekret beschaffen ?

Farbe

● glasklar, transparent   ☐ weißlich wie Holzleim   ☐ gelblich
☐ grünlich eitrig   ☐ dunkelbraun, blutig

Beschaffenheit

● dünnflüssig   ☐ schleimig, zäh   ☐ borkig, fest

Geruch

● geruchlos   ☐ süßlich   ☐ übelriechend

Menge

● wenig Sekret   ☐ viel Sekret

Seitenverteilung
☐ Sekret einseitig   ☐ Sekret beidseitig

→ *Farbe und Beschaffenheit des Nasensekretes erlauben Rückschlüsse auf die Art der Keime in der Nase*

Atmen Sie vorwiegend durch den Mund oder durch die Nase ?

● durch die Nase	☐ durch den Mund	☐ weiß ich nicht

→ *Mundatmung trocknet die Schleimhäute des Mundes und des Rachens aus*

Näseln Sie ? (Nasale Stimme)

● nein	☐ ja

→ *behinderte Nasenatmung bei Polypen und Vergrößerung der Nasenmuscheln*

Ziehen Sie oft die Nase hoch (Schniefen) ?

● überhaupt nicht	☐ manchmal	☐ ja, oft

→ *bei behinderter Nasenatmung durch trockene Nase oder bei chronischem Schnupfen*

Haben Sie das Gefühl, dass sich am Rachendach (Nasenausgang zum Rachen) Sekret befindet, das sich auch beim Hochziehen nicht löst ?

● nie	☐ manchmal	☐ ja, oft

→ *vor allem bei trockener Nase oder bei chronischer Nasennebenhöhlenentzündung*

Haben Sie öfters eine verstopfte Nase mit behinderter Nasenatmung ?

● nie	● manchmal	☐ immer
☐ einseitig	☐ beidseitig	

Leiden Sie unter trockenen Nasenschleimhäuten ?

● nie	● manchmal	☐ immer

Leiden Sie unter Kopfschmerzen ?

● nein	● manchmal	☐ oft

Wo sind die Kopfschmerzen lokalisiert ?

☐ Stirn	☐ Schläfen	☐ Hinterkopf
☐ an der Nasenwurzel Schädelmitte	☐ über den Augen	☐ in

→ *Entzündungen der Nasennebenhöhlen machen oft Kopfschmerzen*

Haben Sie öfter Nasenbluten ?

● selten	☐ ab und zu	☐ häufig

→ *Blut ist ein idealer Nährboden für alle Arten von Bakterien*

Speiseröhre

Haben Sie Sodbrennen ?

● nein	● manchmal	☐ oft

Haben Sie Brustschmerzen ?

● nein	● manchmal	☐ oft
☐ beim Essen	☐ nach dem Essen	☐ nach Alkohol
☐ beim Atmen Anstrengung	☐ beim Husten	☐ bei

→ *Brustschmerzen sind häufig durch eine entzündete Speiseröhre bedingt (s. Reflux)*

Wo sind die Schmerzen lokalisiert ?

☐ unter dem Brustbein Arm aus	☐ über dem Herzen	☐ strahlen in linken

Haben Sie Schluckbeschwerden ?

● nein	☐ manchmal	☐ immer
☐ nur bei großen Bissen Trinken	☐ auch bei kleinen Bissen	☐ auch beim

→ *Schluckbeschwerden können psychisch aber auch organisch bedingt sein*

Müssen Sie oft Aufstoßen ?

● selten	● ab und zu	☐ sehr oft
● nur Luft Nahrung	☐ eben Gegessenes	☐ halbverdaute

→ *übermäßiger Druck oder Gasbildung im Magen oder Zwölffingerdarm ?*

Wie schmeckt das Aufgestoßene ?

☐ sauer	☐ faulig	☐ bitter
☐ blutig	☐ nach Fleisch	

Magen/Darm (die Betonung der nächsten sechs Fragen liegt auf dem Wort "oft".)

1. Haben Sie oft Bauchschmerzen ?

● nein	☐ ja

2. Leiden Sie oft an Völlegefühl ?

● nein	☐ ja

3. Haben Sie oft Blähungen ?

● nein	☐ ja

4. Haben Sie öfter einen aufgetriebenen Bauch ?

● nein	☐ ja

5. Leiden Sie oft an Verstopfung ?

● nein	☐ ja

→ *seltener als 2 mal in der Woche oder immer sehr harte Stühle gelten als Verstopfung*

6. Haben Sie öfter Durchfälle ?

● nein	☐ ja

→ *auch häufige breiige Stühle sind nicht normal !!!*

Wo sind die Bauchschmerzen lokalisiert?

☐ strahlen in den rechten Rücken und die rechte Schulter aus

☐ strahlen gürtelförmig unterhalb des Nabels aus

☐ strahlen in die linke Schulter und in den linken Rücken aus

☐ sind auf der linken Seite über dem Herzen

Wann haben Sie die Bauchschmerzen ?

☐ morgens	☐ tagsüber	☐ nachts
☐ nüchtern Essen	☐ beim Essen	☐ nach dem

→ *z.B. machen Gallenentzündungen immer erst nachts Beschwerden*

Was löst die Schmerzen aus ?

☐ kalte Getränke	☐ heiße Speisen	☐ süße Speisen
☐ fette Speisen Anstrengung	☐ Genuß von Alkohol	☐ körperliche
Sonstiges		

Vertragen Sie bestimmte Nahrungsmittel nicht oder haben sie eine Nahrungsmittelallergie ?

welche Nahrungsmittel ?

→ *Nahrungsmittelallergien können ein Zeichen für entzündliche Darmerkrankungen und eine durchlässige Darmschleimhaut sein (s. leaky gut syndrome)*

Haben Sie eine Abneigung gegen Fleischspeisen ?

● nein	☐ manchmal	☐ ja, immer

→ Abneigung vor allem bei Magenschleimhautentzündungen

Haben Sie einen Widerwillen gegen gewisse andere Speisen ?

Widerwille gegen

Wie ist Ihr Appetit ?

● guter Appetit	☐ wenig Appetit	☐
Appetitlosigkeit		

Haben Sie öfter Heißhunger auf...

☐ Süßes	Fettes	☐
Eiweißreiches		

→ ein Heißhunger auf Süßes kann durch Keime (Bakterien/Pilze) im Darm bedingt sein
→ ein Heißhunger auf Fettes u.a. bei Vitaminmangel hindeuten (fettlösliche Vitamine)

Wie sind Ihre Stuhlgewohnheiten (wie oft haben Sie Stuhlgang) ?

● einmal täglich	● 2-3 x pro Woche	☐ mehrmals
täglich		
☐ einmal pro Woche	☐ Verstopfung	☐ öfter
Durchfälle		
☐ Verstopfung / Durchfall im Wechsel		

Wann bekommen Sie Blähungen ?

● nach Hülsenfrüchten	☐ nach Süßem	☐ nach
Weißmehlprodukten		
nach Sonstigem		

→ Rückschlüsse auf ein Überwiegen bestimmter Bakterien und Pilze im Darm
(Gärungsflora oder Fäulnisflora?)

Wie groß ist die Stuhlmenge ?

● reichlich großvolumig	□ gering	□

Welche Farbe hat Ihr Stuhl ?

● dunkelbraun	□ lehmfarben	□ schwarz

→ *heller lehmfarbener Stuhl bei Störungen der Fettverdauung*
→ *schwarzer Stuhl bei Blutungen im oberen Magen-Darm-Trakt*

Welche Form hat Ihr Stuhl ?

● hart geformt	□ dünn/wässrig	□ breiig
□ bleiben Spuren in der Schüssel		

→ *jeder wässrige oder chronisch breiige Stuhl stellt eine Verdauungsstörung dar, mit der Folge, dass oft auch zu wenig Vitamine in den Körper aufgenommen werden !*
→ *bei Störungen der Fettverdauung bleiben klebrige "Spuren" in der Schüssel*

Enthält Ihr Stuhl Beimengungen ?

□ Schleim	□ Blut	□ Eiter
□ Fasern	□ unverdaute Speisen	
sonstige Beimengungen		

Haben Sie in den letzten Monaten an Gewicht verloren ?

● nein	□ ja, ein wenig	□ ja, viel

→ *bei Magen-Darm-Erkrankungen, aber auch bei Tumoren !!!*

Lungen/Bronchien

**Ist Ihnen in letzter Zeit irgend etwas in den "falschen Hals" - in die
Luftröhre - gelangt ?**

| ☐ Krümel vom Essen anderes | ☐ eine Tablette | ☐ etwas |

was ?

Hatten Sie in letzter Zeit... ?

| ☐ eine Grippe Lungenentzündung | ☐ eine Bronchitis | ☐ eine |

Haben Sie ... ?

| ☐ chronischen Husten | ☐ eitrigen Auswurf* (= Aushusten großer Schleimmengen) |
| ☐ öfter leichtes Fieber | ☐ Rasselgeräusche über der Lunge |

Nieren und Harnwege

Haben Sie Nierenschmerzen/Kreuzschmerzen ?

| ● nie | ● manchmal | ☐ oft |

Welche Farbe hat Ihr Urin ?

| ● hellgelb rötlich | ☐ oft dunkelgelb | ☐ manchmal |
| ☐ oft bräunlich | ☐ wird in der Schüssel dunkel |

183

Ist Ihr Urin ?

| ● immer klar | ☐ manchmal trübe | ☐ schaumig |

Riecht Ihr Urin stark ?

| ● nein | ● manchmal | ☐ fast immer |
| ☐ scharf | ☐ wie Mist | ☐ faulig |

→ *scharfer Geruch bei Entzündungen der Harnwege mit Bakterien, die Ammoniak bilden*

Prostata (nur bei Männern)

Haben Sie Schmerzen beim Wasserlassen ?

| ● nie | ☐ manchmal | ☐ oft |

Haben Sie einen schwachen Harnstrahl oder Harnträufeln ?

| ● nein | ☐ schwachen Harnstrahl | ☐ Harnträufeln |

→ *die allermeisten Entzündungen der Prostata werden durch Bakterien verursacht !*
→ *diese Keime können auch auf der Schleimhaut des Mundrachenraumes gedeihen !*
→ *Frauen aufgepaßt: Sexualpraktiken prüfen !*

Haut, Haare, Nägel und Augen

Wie ist Ihre Haut/Gesichtsfarbe ?

● hell	● gebräunt	
☐ sehr blass	☐ gelblich	☐ fahl

→ gelbliche Haut bei Erkrankungen der Leber bzw. der Gallenblase
→ Blässe bei Eisenmangel (evtl. Eisenverbrauch durch Bakterien).

Haben Sie öfter...

☐ trockene Haut	☐ Ekzeme	☐ Dermatitis*
Hautentzündung)		(*=
☐ Hautjucken Pilzinfektionen	☐ Hautinfektionen	☐
☐ Ausschläge Nägel	☐ Haarausfall	☐ brechende

→ *Hauterkrankungen auch bei Entzündungen des Darmes und bei Vitaminmangel*
→ *chronische Nierenentzündungen äußern sich oft in Juckreiz*

Wie sieht Ihr Augenweiß aus ?

● weiß, kaum Äderchen	☐ weiß, viele Äderchen
☐ rötlich	☐ gelblich

Ernährung

Was essen Sie für gewöhnlich ?

● gemischte Kost Rohkost □ nur vegetarische Kost	● ab und zu Fleisch/Fisch □ lacto-vegetarische Kost	● viel
□ oft Fleisch/Fisch	□ viel Fettes	□ viel Süßes
□ oft Heißhunger auf Süßes		
□ oft fast food	□ oft Müsli (Haferflocken)	

→ Rohkost dient oft mehr den Darmbakterien als unserer Gesundheit
→ Haferflocken sind "Zinkräuber"

Welches ist Ihre Hauptmahlzeit ?

● Frühstück	● Mittagessen	□ Abendessen

→ üppiges, fettreiches Abendessen kann die Speiseröhre schädigen

Was trinken Sie für gewöhnlich ?

● viel Flüssigkeit	□ eher wenig Flüssigkeit	
□ Schwarzer Tee	□ Grüner Tee	□ Kräutertee
□ viel Kaffee	□ viel Milch	
● viel Mineralwasser	● oft nur Leitungswasser	

Welchen Alkoholkonsum haben Sie ?

● gar kein Alkohol	● wenig Alkohol	□ viel Alkohol
□ Bier Hochprozentiges	□ Wein	□

→ zuviel Alkohol kann Speiseröhre, Magen und Leber schädigen

Psyche (s. Kapitel Psyche und Mundgeruch)

Ich bin oft...

☐ nervös	☐ gehetzt	☐ wütend
☐ unzufrieden	☐ gereizt/mürrisch	

Ich habe oft ...

☐ Depressionen	☐ Kummer	☐ Angst
☐ Rachegedanken	☐ Haßgedanken	

Wie hoch ist nach Ihrem Gefühl Ihr täglicher Stress ?
Wo haben Sie den meisten Stress ?

● wenig Stress Stress	● oft Stress	☐ dauernd
● geringer Stress Stress	● durchschnittlicher Stress	☐ starker
☐ in der Familie	☐ im Beruf	☐ überall

Wie gehen Sie mit Stress-Situationen um ?

● ich bleibe ganz ruhig explodiere	● ich beherrsche die Lage	● ich
☐ muß mich beherrschen hilflos	☐ suche Hilfe bei anderen	☐ bin oft

Wie fühlen Sie sich im Allgemeinen ?

● ich bin glücklich unzufrieden	● ich bin zufrieden	☐ ich bin
☐ ich habe viele Sorgen	☐ ich bin ängstlich	☐ bin deprimiert

→ *Stress und Frustration sind Verstärker von Mundgeruch !!! (s. Kapitel Psyche)*

Gewohnheiten

Rauchen Sie ? Wieviel ?

● nein	● nur gelegentlich	☐ oft

☐ Zigaretten	☐ Zigarren	☐ Pfeife

☐ 1-10 Zigaretten/Tag	☐ mehr als 20 Zigaretten/Tag

→ *auch Rauchen verstärkt Mundgeruch !!!*

Essen Sie zwischendurch viel...

☐ Lakritz	☐ Pfefferminz	☐ Süßes

→ *Pfefferminz und Schokolade (= Fett) schädigen den unteren*
Speiseröhrenschließmuskel

Kauen Sie Kaugummi ?

● nie	● manchmal	☐ oft

Sexualleben (sie müssen die Fragen nur sich selbst beantworten !)

Wie oft haben Sie Sex (auch Masturbation)?

☐ einmal die Woche	☐ zweimal die Woche	☐ täglich
☐ 2x pro Tag	☐ noch öfter	

→ was „normal" ist, hängt von vielen Faktoren ab (Alter, Partner etc.)

Haben Sie nach Sex/Masturbation schlechten Geschmack im Mund ?

● nein	● nur gelegentlich	☐ ja, immer
☐ Stunden danach	☐ am nächsten Tag	

→ Sex bedingt eine Fülle von hormonellen Reaktionen (s. Kapitel Hormone)

Praktizieren Sie Anal- oder Oralverkehr ?

● nie	● ab und zu	☐ oft

→ Ansteckung durch Übertragung von Darmbakterien des Partners sind meiner Meinung
    nach besonders bei vorgeschädigten Schleimhäuten im Mund-Nasen-Rachenraum möglich → auch Ansteckungen durch bakterielles Prostatasekret (in jedem Erguß) sind möglich

Literaturverzeichnis

Neben meinen Erfahrungen als Zahnarzt und aus der Mundgeruch-Praxis habe ich für dieses Buch die folgende Literatur durchforstet bzw. durchgearbeitet. Daneben nutzte ich eine Vielzahl medizinischer Berichte und Forschungsergebnisse aus Internet-Datenbanken und Homepages von Universitäten, Kliniken und Ärzten. Auf eine Auflistung auch dieser Quellen wird verzichtet.

Allgemeinverständliche Literatur

Mundgeruch
1. Fred Siemon: The Bad Breath Book. Library Research Associates

Biologie
2. U.Pollmer, A. Fock, U. Gonder, K. Haug: Liebe geht durch die Nase. Kiepenheuer & Witsch. 1997
3. Karl-Heinz Plattig: Spürnasen und Feinschmecker. Springer Verlag. 1995

Chemie/Biochemie
4. John Emsley: Molecules at an Exhibition. Oxford Press 1995

Geschichte und Philosophie
5. Alain Corbin: Pesthauch und Blütenduft. Geschichte des Geruchs. Wagenbach. 1984
6. Annick Le Guérer: Die Macht der Gerüche. Greif Bücher (Klett-Cotta 1994)

Psyche
7. R. Dahlke / R. Hößl: Verdauungsprobleme. Knaur. 1999
8. R. Dahlke: Krankheit als Sprache der Seele. Goldmann 1997
9. Kurt Tepperwein: Was dir deine Krankheit sagen will. MVG. 2000
10. Kurt Tepperwein: Du machst mich krank!. MVG. 1999
11. W. Schmidbauer: Die Geheimsprache der Krankheit. RoRoRo. 1998

Therapie
12. Hanne Marquardt: Reflexzonenarbeit am Fuß. Karl F. Haug. 1994
13. K. Keville / M.Green: Aromatherapie. Herder Spektrum. 1999
14. Earl Mindell: Die Vitamin-Bibel. Heyne. 1999
15. Hemann-Josef Weidinger: Guter Morgentip vom Kräuterpfarrer. Verlag Niederösterreichisches Pressehaus. 1999
16. Elisabeth Veit: Das Ayurveda Heilkundebuch. Delphi. 1998
17. Thomas Grethlein: Heilkunst der Indianer. Bechtermünz Verlag. 2000
18. Manfred A. Ulrich: Colon-Hydro-Therapie. Jopp bei Oesch. 2000
19. Dr. Pavlina Potschinkova: Apitherapie - Die Heilkraft v. Honig. Ratgeber Ehrenwirth. 1999
20. J- Zittlau/ N. Kriegisch: Das große Buch der Ernährung. Südwest Verlag. 1997
21. G. Hertzka , W. Strehlow: Küchengeheimnisse der Hildegard-Medizin. Bauer. 2000

22. N. Messing: Heilen mit Bierhefe : die Wiederentdeckung einer alten Volksarznei ; Verl. Ganzheitliche Gesundheit, 1997

Literatur für Mediziner und Heilkundler

Halitosis
23. Mel Rosenberg: Bad Breath - Research Perspectives. Ramot Publish.-Tel Aviv University

Allgemeine Diagnostik
24. Jürgen Dahmer. Anamnese und Befund. Thieme. 1981
25. D. Beawen, S. Brooks: der Nagel in der klinischen Diagnostik. Schattauer. 1985
26. M. Zatouroff, R. Lick: Farbatlas zur Blickdiagnostik in der Allgemeinmedizin. Schattauer. 1982

Altenative Heilkunde
27. G. Maciocia: Zungendiagnose in der chinesischen Medizin. Med.Lit.Verlag. Uelzen. 1997
28. J. Kastner: Propädeutik der Chinesischen Diätetik. Hippokrates. 2001
29. Ted J. Kaptchuk: Das große Buch der chinesischen Medizin. O.W. Barth. 1999

Anatomie/Histologie
30. Sobotta/Becher: Atlas der Anatomie des Menschen Band 1-3, U&S. 1972
31. Sobotta/Hammersen: Atlas der Histologie des Menschen. U&S. 1975
32. J. Meyer, C. Squier, S. Gerson: The Structure and Function of Oral Mucosa. Pergamon Press. 1984

Biochemie
33. Roth, Daunderer, Kornmann: Giftpflanzen - Pflanzengifte. ECOMED. 1988
34. E. Budecke: Grundriß der Biochemie. Walter de Gruyter. 1977
35. G. Löffler, P. Petrides : Biochemie und Pathobiochemie.Springer. 2000
36. Nelson, Cox: Lehninger Biochemie; Springer 2001

HNO
37. Zenner: Praktische Therapie von Hals-Nasen-Ohren-Krankheiten. Schattauer. 1993
38. W. Becker, H. Naumann, C. Pfaltz: Hals-Nasen-Ohren-Heilkunde. Thieme. 1986
39. Boenninghaus: Hals-Nasen-Ohrenheilkunde. Springer. 1977
40. H.Hildmann / W. Opferkuch: Mikrobiologische Aspekte bei Erkrankungen im HNO-Bereich. Gustav Fischer. 1990
41. Klimek/Saloga/Mann/Knop: Allergische Rhinitis. Schattauer. 1998
42. H. Behrbohm: Endoskopische Diagnostik un dTherapie in der HNO. G. Fischer. 1997
43. H. Behrbohm, O. Kaschke: Nasal Endsocopy: Karls Storz
44. G. Grevers, A. Leunig: Endosokopie des Nasopharynx. Karl Storz
45. K. Mees: Die unspezifische Rhino-Sinusitis. Springer. 1996
46. E. Radü, B. Kendall, I. Mosley: Computertomographie des Kopfes. Thieme 1987
47. K.H. Friese: Memorix Naturheilkundliche HNO-Praxis. Memorix. 2000
48. W. Heppt: Zytologie der Nasenschleimhaut : ein Leitfaden zur Rhinitisdiagnostik Springer, 1995

Innere Medizin
49. Gerok, Huber, Meinertz, Zeidler: Die Innere Medizin. Schattauer. 2000
50. C. Thoms: Grundlagen der klinischen Medizin. Band 1-9. Schattauer. 1993
51. Reinwein, Benker: Klinische Endokrinologie: Schattauer. 1992
52. Fröhlich, Hörmann, Saller, Mann: Manual der Endokrinologie. Springer. 1999
53. Classen, Siewert: Gastroenterologische Diagnostik. Schattauer. 1993
54. Mössner, Adler, Fölsch, Singer: Erkrankungen des exokrinen Pankreas
    Gustav Fischer 1995
55. Caspary, Leuschner, Zeuzem: Therapie von Leber und Gallekrankheiten
    Springer 2001
56. Strohmeyer, Maier, Leuschner, Stremel: Cholestatische Lebererkrankungen.
    Schattauer.1990
57. Klauser, Müller-Lissner: Erkrankungen der Speiseröhre. Publishing Partners
    Verlag.1989
58. Ketterer. Chronische Opstipation. Schattauer. 1999
59. F. Suarez, J. Springfield, J. Furne, and M. Levitt: Differentiation of mouth versus gut
    as site of origin of odoriferous breath gases after garlic ingestion (Am. J. of
    Physiology 1997)

Homöopathie
60. v.Keller/Künzli: Kents Repertorium der homoeopathischen Arzneimittel. Haug
61. Adolf Voegeli: Magen-, Leber- und Galleerkrankungen. Haug 1995
62. Präparateliste Naturheilkunde 2001. Urban & Fischer. 2001

Labormedizin
63. Bruhn, Fölsch: Lehrbuch der Labormedizin. Schattauer. 1999
64. Eberhard Wormer: Handbuch Normalwerte. Midena. 2000

Lebensmittelchemie
65. Belitz, Grosch, Schieberle: Lehrbuch der Lebensmittelchemie; Springer 2001

Mikrobiologie
66. Nisengard/Newman: Oral Microbiology and Immunology. Saunders. 1994
67. E. Koneman, S. Allen, W. Janda, P. Schreckenberger, W. Winn Jr.:
    Color Atlas of Diagnostic Microbiology. Lippincott Williams & Wilkins. 1997
68. Margaret A. Bartelt: Duagnostic Bacteriology - A Study Guide. F.A.Davis Company.
    2000
69. Eckard Bast: Mikrobiologiesche Methoden. Spektrum Gustav Fischer. 1999
70. Wolfgang Fritsche. Mikrobiologie. Spektrum - Gustav Fischer. 1999
71. Gero Beckmann, Andreas Rüffer: Mikroökologie des Darmes. Schlütersche. 2000
72. Peter Rosler: Stuhldiagnostik. Haug. 1998
73. Ernst Wiesmann: Medizinische Mikrobiologie. Thieme. 1978
74. Henning Hildmann / Wolfgang Opferkuch (Hrsg.): Mikrobiologische Aspekte bei
    Erkrankungen im HNO-Bereich. Gustav Fischer Verlag
75. H.Mehlhorn: Diagnostik und Therapie der Parsitosen des Menschen. G. Fischer.
    1995
76. Olds, Ronald J.: Farbatlas der Mikrobiologie: Anleitung zur Diagnose. Schober.
    1985
77. Dr.med. Joseph J. Burrascano Jun., (1996) Lyme Borreliose und Pilze
    139 Springs Fireplace Road East Hampton, N.Y. 11937, USA
78. Simon, Stille: Antibiotika-Therapie. Schattauer. 2000

Orthomolekulare Medizin
79. Clinus Pauling. Das Vitamin-Programm. Mosaik by Goldmann. 1992
80. H. Ardjah: Ernährung und Vitamine. Perimed. 1991
81. I. Niestroj: Praxis der Orthomolekularen Medizin. Hippokrates. 1999
82. Holtmeier/Kruse-Jarres: Zink. Biochemie, Physiologie und Pathophysiologie des Zinkstoffwechsels des Menschen. Wissenschaftl. Verlagsgesellschaft Stuttgart, 1991

Pathologie
83. Ch. Mittermayer: Oralpathologie. Schattauer. 1976
84. Sandritter, Beneke: Allgemeine Pathologie. Schattauer. 1974
85. Büchner, Grundmann: Lehrbuch der speziellen Pathologie. Urban&Schwarzenberg.1979

Pharmakologie
86. Riettbrock, Staib, Loew: Klinische Pharmakologie. Steinkopff Darmstadt. 1996

Physiologie
87. Burdach, Konrad J.. Geschmack und Geruch - gustatorische, olfaktorische und trigeminale Wahrnehmung. Verlag Hans Huber, Stuttgart 1988
88. R.F. Schmidt, G. Thews: Physiologie des Menschen. Springer. 1978
89. Schmidt: Neuro- und Sinnesphysiologie. Springer. 1998
90. Thews, Vauper: Vegetative Physiologie. Springer. 1998
91. W. Siegenthaler: Klinische Pathophysiologie. Thieme 2000

Urologie
92. J. Sökeland: Urologie, Thieme. 1986
93. R. Heintz, S. Alhof: Das Harnsediment. Thieme. 1984

Stichwortverzeichnis

www.ingramcontent.com/pod-product-compliance
Lightning Source LLC
Chambersburg PA
CBHW072223270326
41930CB00010B/1974